Diagnostik und Therapie der Spinalen Muskelatrophie

UNI-MED

UNI-MED Verlag AG
Bremen - London - Boston

Pechmann, Astrid; Kirschner, Janbernd:
Diagnostik und Therapie der Spinalen Muskelatrophie / Astrid Pechmann und Janbernd Kirschner.-
1. Auflage - Bremen: UNI-MED, 2024
(UNI-MED SCIENCE)
ISBN 978-3-8374-1662-6

Printed in Europe

UNI-MED. Die beste Medizin.

In der Reihe UNI-MED SCIENCE werden aktuelle Forschungsergebnisse zur Diagnostik und Therapie wichtiger Erkrankungen "state of the art" dargestellt. Die Publikationen zeichnen sich durch höchste wissenschaftliche Kompetenz und anspruchsvolle Präsentation aus. Die Autoren sind Meinungsbildner auf ihren Fachgebieten.

Der Verlag dankt den Firmen Biogen GmbH, Novartis Pharma GmbH und Roche Pharma AG für die Unterstützung der Produktion dieser Auflage. Der Verlag versichert, dass die Industriepartner keinerlei Einflussnahme auf den Inhalt des Buches, insbesondere auch nicht auf Informationen zu Therapieoptionen, nehmen konnten.

Vorwort und Danksagung

Die Spinale Muskelatrophie (SMA) ist eine neuromuskuläre Erkrankung, die ein sehr breites klinisches Spektrum an Patienten aller Altersgruppen umfasst. Durch technische Neuerungen, aber zuletzt auch durch die Entwicklung und Zulassung neuer, krankheitsspezifischer Medikamente hat sich die Versorgung von Patienten mit SMA in den letzten Jahren entscheidend verändert. Während in den meisten Lehrbüchern für Patienten mit dem schwersten Phänotyp – der SMA Typ 1 – noch eine Lebenserwartung von max. zwei Jahren aufgeführt wird, sehen wir unter den aktuellen Therapien oder auch der Verfügbarkeit einer Heimbeatmung das Entstehen von neuen Phänotypen mit deutlich verbesserter Lebenserwartung und Lebensqualität. Für alle medikamentösen Therapien gilt, je früher sie eingesetzt wird, desto besser ist das therapeutische Ansprechen, sodass die SMA 2021 in das allgemeine Neugeborenenscreening aufgenommen wurde. Diese Veränderungen bedeuten eine große Chance für alle Menschen mit SMA, führen jedoch auch zu neuen Herausforderungen in der Versorgung.

Dieses Buch entstand aus einer interdisziplinären Zusammenarbeit von Experten auf dem Gebiet der SMA. Es beinhaltet die – nach aktuellem Wissensstand – wichtigsten Aspekte zu Grundlagen der Erkrankung, Diagnostik und therapeutischen Möglichkeiten. Es gilt zu berücksichtigen, dass sich die Versorgungslandschaft der SMA aktuell sehr schnell und dynamisch weiterentwickelt.

Besonderer Dank für die Entstehung des Buches gilt allen Autorinnen und Autoren. Durch die gute interdisziplinäre Zusammenarbeit ist es gelungen, viele verschiedene Aspekte der Erkrankung in diesem Buch zu berücksichtigen und zu beleuchten. Zusätzlich gilt der Dank dem Verlag für die hilfreiche Unterstützung bei der Entstehung des Buches.

Freiburg, im Januar 2024

Astrid Pechmann
Janbernd Kirschner

Autoren

Herausgeber

Priv.-Doz. Dr. Astrid Pechmann
Klinik für Neuropädiatrie und Muskelerkrankungen
Zentrum für Kinder- und Jugendmedizin
Universitätsklinikum Freiburg
Mathildenstr. 1
79106 Freiburg

Kap. 1., 3., 5., 7.

Prof. Dr. Janbernd Kirschner
Klinik für Neuropädiatrie und Muskelerkrankungen
Zentrum für Kinder- und Jugendmedizin
Universitätsklinikum Freiburg
Mathildenstr. 1
79106 Freiburg

Kap. 1., 9.

Co-Autoren

Prof. Dr. Tim Hagenacker
Klinik für Neurologie
Universitätsklinikum Essen
Hufelandstr. 55
45147 Essen

Kap. 9.

Prof. Dr. Anna K. Hell
Kinderorthopädie
Operatives Kinderzentrum
Klinik für Unfallchirurgie, Orthopädie und Plastische Chirurgie
Universitätsmedizin Göttingen
Robert-Koch-Str. 40
37075 Göttingen

Kap. 8.

Dr. Bettina C. Henzi
Klinik für Neuropädiatrie und Muskelerkrankungen
Zentrum für Kinder- und Jugendmedizin
Universitätsklinikum Freiburg
Mathildenstr. 1
79106 Freiburg

Kap. 7.

Priv.-Doz. Dr. Heiko M. Lorenz
Kinderorthopädie
Operatives Kinderzentrum
Klinik für Unfallchirurgie, Orthopädie und Plastische Chirurgie
Universitätsmedizin Göttingen
Robert-Koch-Str. 40
37075 Göttingen

Kap. 8.

Prof. Dr. Wolfgang Müller-Felber
Dr. von Haunersches Kinderspital
Klinikum der Universität München (LMU)
Lindwurmstr. 4
80337 München

Kap. 4.

Priv.-Doz. Dr. Florian Stehling
Pädiatrische Pneumologie und Schlafmedizin
Klinik für Kinderheilkunde III
Universitätsklinikum Essen
Hufelandstr. 55
45147 Essen

Kap. 6.

Sabine Stein
Zentrale Physiotherapie
Fachbereich Pädiatrie
Zentrum für Kinder- und Jugendmedizin
Universitätsklinikum Freiburg
Mathildenstr. 1
79106 Freiburg

Kap. 5.

Dr. Konstantinos Tsaknakis
Kinderorthopädie
Operatives Kinderzentrum
Klinik für Unfallchirurgie, Orthopädie und Plastische Chirurgie
Universitätsmedizin Göttingen
Robert-Koch-Str. 40
37075 Göttingen

Kap. 8.

Sibylle Vogt
Zentrale Physiotherapie
Fachbereich Pädiatrie
Zentrum für Kinder- und Jugendmedizin
Universitätsklinikum Freiburg
Mathildenstr. 1
79106 Freiburg

Kap. 5.

Dr. Claudia Weiß
Klinik für Pädiatrie m. S. Neurologie
Charité – Universitätsmedizin Berlin
Augustenburger Platz 1
13353 Berlin

Kap. 9.

Prof. Dr. Brunhilde Wirth
Institut für Humangenetik
Uniklinik Köln
Kerpener Str. 34
50931 Köln

Kap. 2.

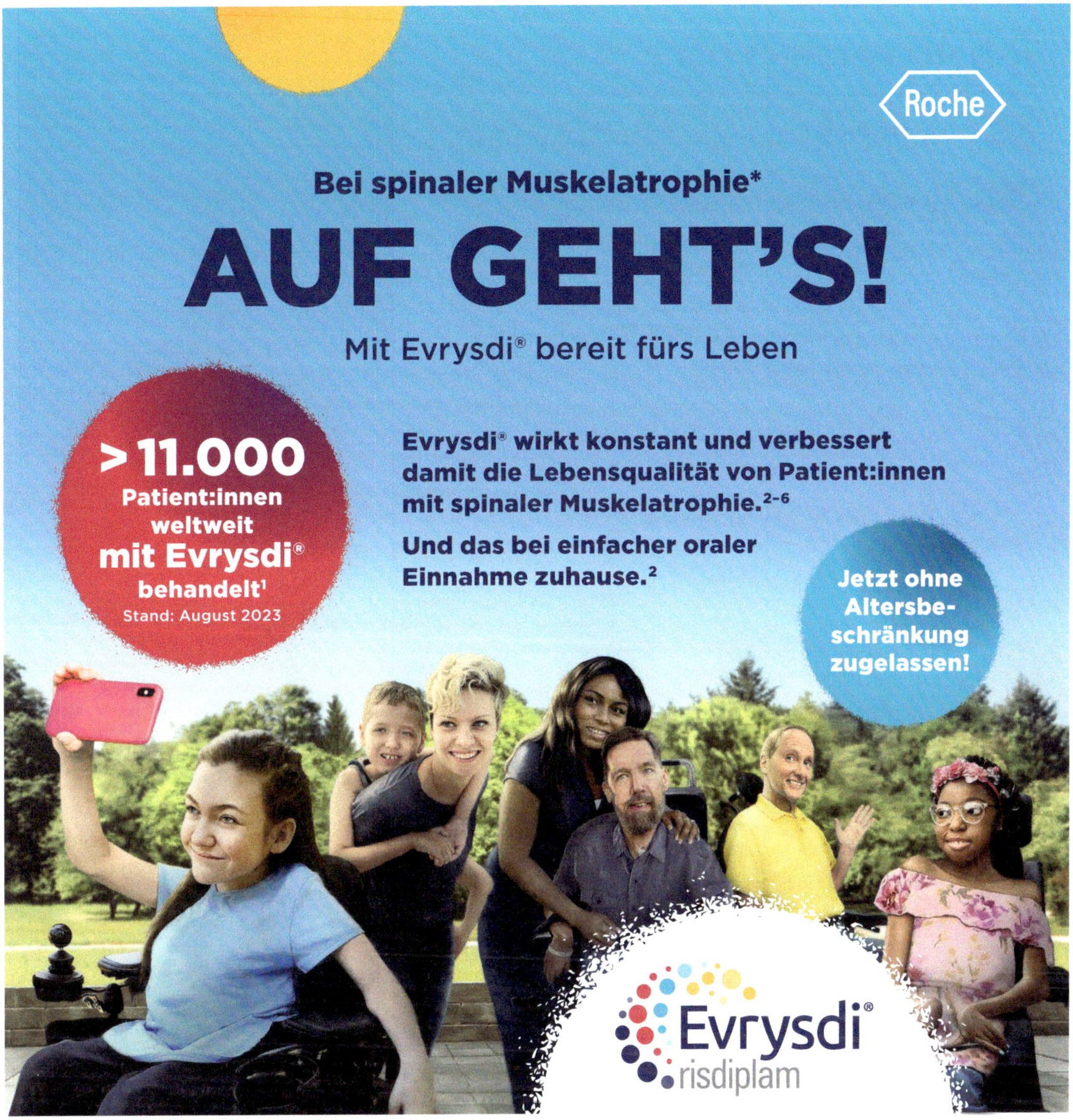

Roche
Bei spinaler Muskelatrophie*
AUF GEHT'S!
Mit Evrysdi® bereit fürs Leben
>11.000 Patient:innen weltweit mit Evrysdi® behandelt[1]
Stand: August 2023
Evrysdi® wirkt konstant und verbessert damit die Lebensqualität von Patient:innen mit spinaler Muskelatrophie.[2–6]
Und das bei einfacher oraler Einnahme zuhause.[2]
Jetzt ohne Altersbeschränkung zugelassen!
Evrysdi®
risdiplam

Inhaltsverzeichnis

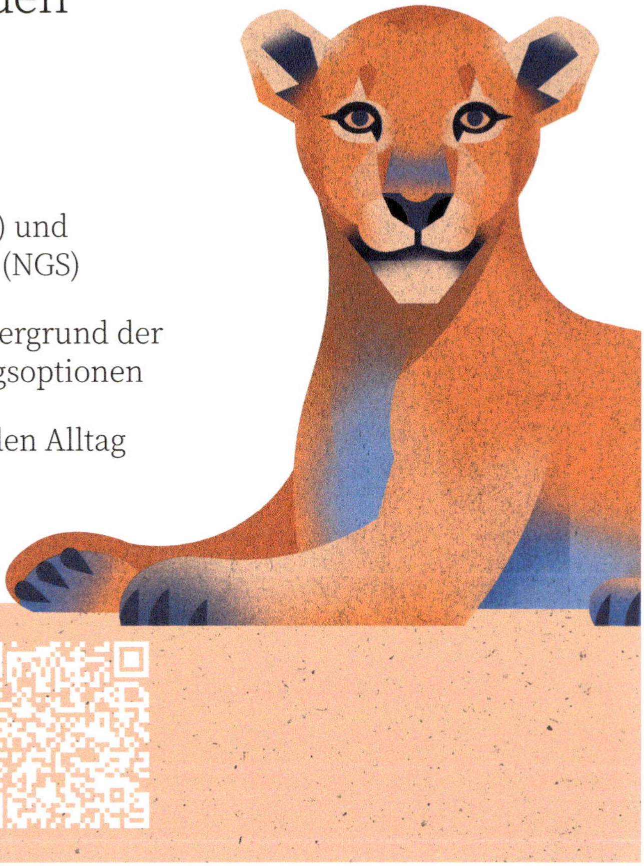

Einleitung

1. Einleitung

Die Spinale Muskelatrophie (SMA) ist eine neurodegenerative Muskelerkrankung mit dem führenden Symptom einer progredienten Muskelschwäche. Das klinische Spektrum reicht von sehr schwer betroffenen Säuglingen bis hin zu Jugendlichen und Erwachsenen mit geringerer Ausprägung der Muskelschwäche, sodass Patienten aller Altersgruppen von der SMA betroffen sein können. Bisher zählte die SMA zu den häufigsten genetisch bedingten Todesursachen im Kindesalter und führte zu einer erheblichen Morbidität im Kindes- und Erwachsenenalter. In den letzten Jahren hat sich die Prognose der Erkrankung vor allem durch die Zulassung von drei verschiedenen Medikamenten zur Behandlung von Patienten mit SMA, insbesondere bei frühem Therapiebeginn, deutlich verbessert.

Die SMA wird autosomal-rezessiv vererbt und wird in den meisten Fällen durch eine homozygote Deletion im *Survival Motor Neuron 1* (*SMN1*)-Gen auf Chromosom 5q13 verursacht. Es gibt andere, sehr seltene Formen einer spinalen Muskelatrophie, deren genetische Ursachen nicht auf dem Chromosom 5q lokalisiert sind und die klinisch sehr heterogen sind. Die folgenden Kapitel in diesem Buch beziehen sich nur auf die 5q-assoziierte SMA.

Die SMA ist eine neuromuskuläre Erkrankung, die primär durch eine Degeneration der Vorderhornzellen des Rückenmarks gekennzeichnet ist. Die Leitsymptome sind eine proximal betonte Muskelschwäche sowie Muskelatrophien. Mit einer Inzidenz von 1:6.000 bis 1:10.000 gehört die SMA zu den seltenen Erkrankungen [1, 2]. Die Häufigkeit der Anlageträger liegt bei etwa 1:40 bis 1:60 [3]. Der Schweregrad der Erkrankung korreliert invers mit dem Alter bei Symptombeginn: Je jünger die Patienten bei Symptombeginn sind, desto schwerer ist in der Regel auch der Krankheitsverlauf. Bei allen Formen der SMA handelt es sich um eine progrediente Erkrankung, sodass nach Symptombeginn bei den meisten Patienten keine Verbesserung der motorischen Fähigkeiten mehr zu beobachten ist [4]. Die Mortalität ist hauptsächlich durch die Beteiligung der Atemmuskulatur bedingt, sodass sehr schwer betroffene Kinder ohne jegliche Atemunterstützung oder medikamentöse Therapie häufig bereits innerhalb der ersten zwei Lebensjahre versterben.

Über viele Jahrzehnte bestand die Versorgung primär in einer symptomatischen Therapie durch ein multidisziplinäres Team zur Verbesserung der neurologischen, respiratorischen, gastrointestinalen und orthopädischen Symptome. Mit dem technischen Fortschritt und der Möglichkeit, Patienten auch im häuslichen Umfeld mit einer Beatmung zu versorgen oder über eine Sonde zu ernähren, hat sich die Überlebensrate der sehr schwer betroffenen Patienten deutlich verbessert [5, 6]. In den letzten Jahren wurden zudem neuartige medikamentöse Therapien entwickelt, die in die Pathophysiologie der SMA eingreifen und die Konzentration des funktionellen SMN-Proteins erhöhen. In der klinischen Versorgung stehen mittlerweile drei verschiedene Medikamente zur Behandlung von Patienten mit SMA zur Verfügung, die den Krankheitsverlauf entscheidend verändern. Da eine präsymptomatische Diagnose und Therapie mit besonders guten Therapieeffekten verbunden ist, wurde ein genetischer Test auf SMA 2021 in Deutschland in das erweiterte Neugeborenenscreening aufgenommen (☞ Abb. 1.1).

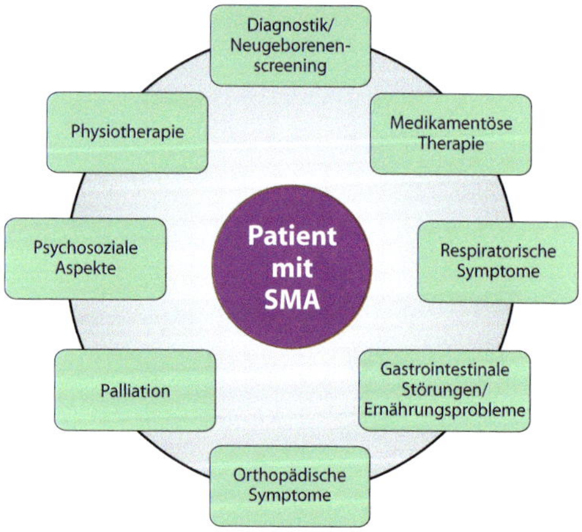

Abb. 1.1: Multidisziplinäres Behandlungskonzept von Patienten mit SMA.

Im Jahr 2018 wurde ein überarbeitetes Konsenspapier mit Empfehlungen zur Behandlung von Patienten mit SMA veröffentlicht [7, 8]. Aufgrund sich verändernder Phänotypen durch die medikamentöse Behandlung, aber auch beispielsweise durch die Verfügbarkeit einer Heimbeatmung müssen Versorgungskonzepte stetig auf die individuellen Bedürfnisse der Patienten angepasst werden. Im deutschsprachigen Raum wurde im Jahr 2017 SMArtCARE als krankheitsspezifisches Register aus einer Initiative von Neuropädiatern, Neurologen und Patientenorganisationen gegründet [9]. An diesem Register beteiligen sich mittlerweile 70 Behandlungszentren aus Deutschland, Österreich und der Schweiz, sodass SMArtCARE weltweit zu den größten Registern für Patienten mit SMA gehört. Das Ziel ist es Daten von Patienten mit SMA in der klinischen Routine systematisch zu sammeln und auszuwerten und mit dem gewonnenen Wissen die Versorgung und Behandlung der Patienten langfristig zu verbessern.

In folgenden Kapiteln werden genetische Grundlagen, Klinik, Diagnostik sowie therapeutische Ansätze der 5q-assoziierten SMA nach aktuellem Wissensstand beschrieben.

Genetische Grundlagen

2. Genetische Grundlagen

Die 5q-assoziierte Spinale Muskelatrophie (5q-SMA) ist eine der häufigsten autosomal-rezessiv vererbten Erkrankungen mit einer Inzidenz von ca. 1:7.300 unter Neugeborenen und einer Heterozygotenfrequenz von 1:41 in Deutschland (bzw. 1:10.000 und 1:51 weltweit). Circa 95 % der SMA-Patienten weisen eine homozygote Deletion des *Survival Motor Neuron 1* (*SMN1*)-Gens auf. Nur wenige Patienten sind compound-heterozygot für eine *SMN1*-Deletion und eine pathogene Sequenzvariante (häufig eine Punkmutation) auf der zweiten *SMN1*-Genkopie. Der Schweregrad der Erkrankung wird vorwiegend von der Anzahl der *SMN2*-Kopien beeinflusst. Circa 0,5 % der Menschen mit einer typischen homozygoten *SMN1*-Deletion bleiben asymptomatisch aufgrund von anderen schützenden Genen, wie z.B Plastin 3 oder Neurocalcin Delta. *SMN2* produziert zum Unterschied zu *SMN1* nur ca. 10 % korrekt gespleißte Transkripte, die für ein funktionstüchtiges Protein codieren. *SMN2* stellt das wichtigste Zielgen für Therapien dar und beeinflusst somit die Art und zum Teil den Zeitpunkt der angewandten Therapie. Aktuell gibt es drei zugelassene Therapien (Nusinersen, Risdiplam und Onasemnogen-Abeparvovec), die entweder das korrekte Spleißen von *SMN2* unterstützen oder gentherapeutisch die SMN-Proteinmenge erhöhen. In Deutschland wurde das Neugeborenenscreening für SMA Ende 2021 eingeführt.

2.1. Inzidenz und Heterozygotenfrequenz der SMA

Mit einer Inzidenz von weltweit zwischen 1:6.000 bis 1:10.000 ist die SMA eine der häufigsten autosomal-rezessiv vererbten Erkrankungen beim Menschen. Nach Auswertung erster Daten aus dem Neugeborenenscreening wurde für Deutschland zuletzt eine Inzidenz von ca. 1:7.300 ermittelt. Da Neugeborene mit Punktmutationen im *SMN1*-Gen durch das Neugeborenenscreening nicht erfasst werden, ist anzunehmen, dass die tatsächliche Inzidenz noch etwas höher sein wird. Aufgrund von gut dokumentierten natürlichen Erkrankungsverläufen ist die SMA Typ 1 die häufigste Form mit ca. 50 %. Die SMA Typ 2 macht ca. 30 %, die SMA Typ 3 ca. 19 % und die SMA Typ 4 1 % aller 5q-SMA Fälle aus. Diese Klassifikation bzw. Häufigkeiten werden sich zukünftig durch die mittlerweile anwendbaren Therapien deutlich verändern.

Die Anlageträgerschaft für SMA liegt in Deutschland bei 1:41 und weltweit bei 1:51. Ein geringer Prozentsatz von Anlageträgern wird mit den molekulargenetischen Testverfahren aus der Routinediagnostik nicht identifiziert, weil sie entweder zwei *SMN1*-Kopien auf einem Allel (2,4 %) oder aber eine pathogene *SMN1*-Punktmutation tragen (1,7 %). Durch aufwendige Testverfahren kann ein Teil dieser Fälle gelöst werden [10, 11].

2.2. Genstruktur von *SMN1* und *SMN2*

Der Mensch hat zwei paraloge *SMN*-Gene, *SMN1* und *SMN2*, die in einer duplizierten und invertierten Genregion auf dem chromosomalen Abschnitt 5q13.2 liegen. Beide *SMN*-Gene umfassen jeweils neun Exons (1, 2a, 2b, 3 bis 8) (☞ Abb. 2.1) [12]. *SMN2* ist ein in der Evolution rezent entstandenes Kopiegen und unterscheidet sich durch lediglich 5 Basenunterschiede von *SMN1*. *SMN1* und *SMN2* produzieren ein identisches SMN-Protein, wobei *SMN2* nur ca. 10 % der von *SMN1* erzeugten Menge herstellt. Den meisten *SMN2*-Transkripten fehlt das Exon 7, aufgrund eines einzigen Nukleotidaustausches im Exon 7, der einen Spleißverstärker zerstört und einen Spleißsilencer generiert, wodurch das korrekte Spleißen verhindert wird (☞ Abb. 2.1).

2.3. Funktion des SMN-Proteins

Das SMN-Protein ist hoch konserviert und wird in allen Zellen exprimiert. Seine kanonische Funktion liegt in der Biogenese der kleinen nukleären Ribonukleoproteine (snRNP) und damit im Spleißen – ein entscheidender Prozess für fast alle Gene in einer eukaryotischen Zelle. Ein Vollkörper-SMN-*Knockout* verursacht bei allen Arten eine sehr frühe embryonale Letalität. Neben der kanonischen Hauptfunktion ist SMN an einer Vielzahl zusätzlicher zellulärer Funktionen beteiligt, wie Translation, Mikro-RNA-Biogenese, Apoptose, Ubiquitinhomöostase, mitochondriale Dysfunk-

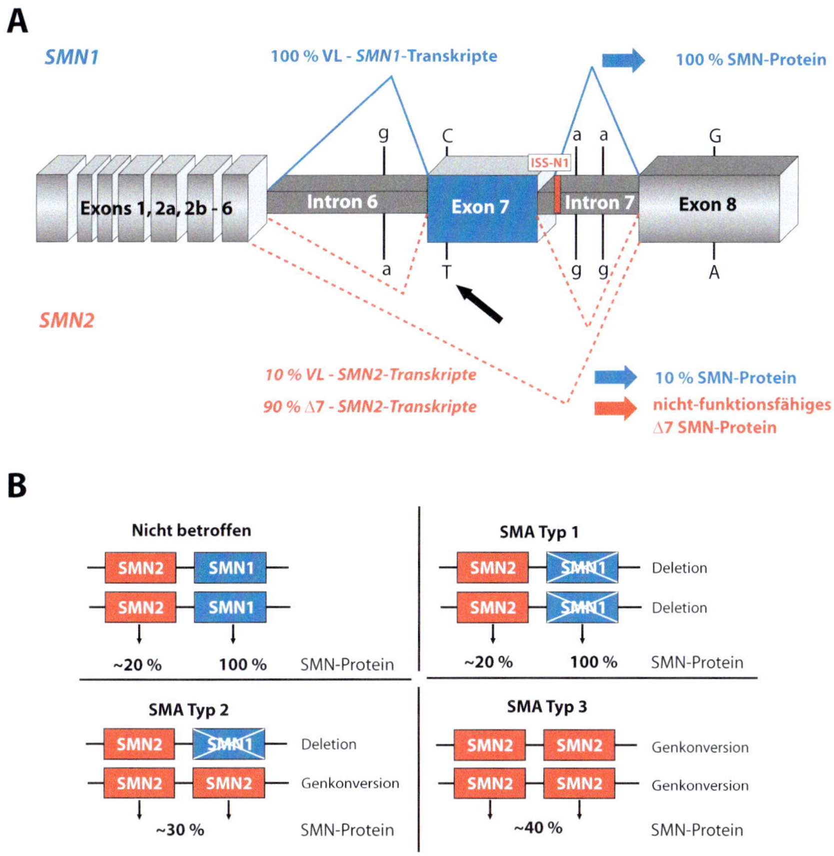

Abb. 2.1: **A:**_SMN1_- und _SMN2_-Genstruktur und die Auswirkung auf RNA- und Proteinebene. _SMN1_ unterscheidet sich von _SMN2_ in 5 Nukleotiden, wobei nur der C>T-Austausch im Exon 7 (schwarzer Pfeil) im kodierenden Bereich liegt. Es handelt sich hierbei um eine stille Mutation (p.(Phe240=), die keine Auswirkung auf die Aminosäuresequenz hat. Dieser Nukleotidaustausch zerstört eine _cis_-spleißregulatorische Sequenz, infolge dessen werden vorwiegend Transkripte generiert, denen das Exon 7 fehlt und ein verkürztes und instabiles Protein erzeugen [13]. Diagnostisch werden die Sequenzunterschiede in den Exons 7 und 8 verwendet, um die beiden Gene zu analysieren. Im intronischen Bereich des Exons 7 liegt ein wichtiges _cis_-regulatorisches Element ISS-N1 (rot), das das korrekte Spleißen von Intron 7 negativ beeinflusst. Nusinersen, ein in der Therapie eingesetztes Antisense-Oligonukleotid (ASOs), blockiert diese Domäne und fördert den Einschluss von Exon 7 und somit die Produktion von Volllänge (VL)-_SMN2_-Transkripten. **B:** Dargestellt sind die am häufigsten vorliegenden Genotypen bei nicht betroffenen und SMA-betroffenen Menschen. Der zugrundeliegende Mechanismus (Deletion oder Genkonversion) und die SMN-Mengen sind angegeben.

tion, Zytoskelettdynamik, Endozytose, Kalzium-homöostase, Entwicklung von neuromuskulären Synapsen usw. [14].

2.4. Genetische Ursache der SMA

Bei ca. 95 % aller SMA-Patienten liegt eine homozygote _SMN1_-Deletion der Exons 7 und 8 oder nur des Exons 7 vor. Die übrigen SMA-Patienten tragen in der Regel eine _SMN1_-Deletion auf einem Chromosom und eine andere pathogene Variante auf dem zweiten Allel, die die Funktion beeinträchtigt (sogenannte Compound-Heterozygotie). Insgesamt wurden über 140 verschiede pathogene Varianten in _SMN1_ beschrieben, die alle sehr selten sind [15]. Nur das Vorliegen von biallelischen _SMN1_-Deletionen oder intragenischen pathogenen _SMN1_-Varianten bestätigen eine 5q-SMA. Patienten mit nur einer pathogenen _SMN1_-Variante (Deletion oder Punktmutation) sind lediglich SMA-Anlageträger, die Ursache der Erkrankungen ist jedoch eine andere.

Die Chromosomenregion 5q13.2 weist eine hohe Variabilität und eine hohe Neumutationsrate auf. Etwa 2 % der betroffenen Patienten weisen einen *SMN1*-Verlust auf, der durch ungleiches *Crossing-over* oder Genkonversion *de-novo* entstanden ist.

Der Schweregrad der Erkrankung weist eine starke inverse Korrelation mit der Anzahl der *SMN2*-Kopien auf, die jedoch nicht absolut ist. Jeder SMA-Patient hat zwischen 1-6 *SMN2*-Kopien. Je mehr *SMN2*-Kopien ein Patient trägt, desto milder ist der Verlauf, da jede *SMN2*-Kopie ca. 10 % SMN-Protein produziert.

Bei ca. 5 % der Allgemeinbevölkerung fehlt das *SMN2*, was jedoch keine klinische Relevanz hat; sie alle haben dann mindestens ein *SMN1*. Aufgrund der essentiellen Funktion des SMN-Proteins im Spleißen und der snRNP-Biogenese führt ein kompletter Verlust von *SMN1* und *SMN2* zu sehr früher embryonaler Letalität.

2.5. Genetische SMA-Modifier

Das *SMN2*-Gen ist der wichtigste Modifier der SMA. Seltene Varianten im *SMN2*-Gen können zusätzlich das Spleißen oder die Funktion des Proteins beeinträchtigen, so dass die Anzahl der *SMN2*-Kopien keine absolute Aussage über den Phänotyp erlaubt.

Ca. 0,5 % der Personen mit einer homozygoten *SMN1*-Deletion und 3-4 *SMN2*-Kopien bleiben asymptomatisch, da sie durch andere SMA-schützenden Gene, wie Plastin 3 (PLS3) oder Neurocalcin-Delta (NCALD), geschützt werden [16, 17]. Sowohl die Hochregulierung von PLS3, einem F-Aktin-bindenden und bündelnden Protein, als auch die Herunterregulation von NCALD wirken nicht nur beim Menschen, sondern auch bei einer Vielzahl von SMA-Modellorganismen schützend. Die genaue molekulargenetische Ursache der Hoch- bzw. Herunterregulation liegt vermutlich in einer komplexen Chromatinstrukturveränderung, die im Rahmen einer Routinediagnostik nicht erfasst wird.

2.6. Molekulargenetische Diagnostik und Interpretation der Ergebnisse

Bei klinischem Verdacht auf 5q-SMA sollte umgehend eine molekulargenetische Diagnostik eingeleitet werden. Aufgrund der therapeutischen Relevanz sollte das Ergebnis idealerweise binnen fünf Arbeitstagen vorliegen.

Als Untersuchungsmethode gilt die MLPA *(Multiplex Ligation-dependent Probe Amplification)* als der Goldstandard für die quantitative Bestimmung der *SMN1*- und *SMN2*-Kopienzahl. Mittlerweile wird diese Methode von fast allen diagnostischen Laboren angewendet. Die genaue Kenntnis der individuellen *SMN2*-Kopienzahl ist für die Einleitung einer SMA-Behandlung und die Überwachung des Therapieerfolges relevant.

Mögliche Ergebnisse (nach MLPA) und ihre Interpretation bei V.a. SMA:

- Nachweis einer homozygoten *SMN1*-Deletion: Bestätigung einer SMA (ca. 95 % der SMA-Patienten).
- Nachweis von zwei *SMN1*-Kopien: Ausschluss einer SMA. Ausnahme: In konsanguinen Familien (V.a. homozygote Punktmutation); Indikation für eine *SMN1*-spezifische Sanger-Sequenzierung (nach *long-range* PCR).
- Nachweis von drei *SMN1*-Kopien: Ausschluss einer SMA. Punktmutationsanalyse nicht indiziert; evtl. Varianten könnten nicht zugeordnet werden.
- Nachweis von nur einer *SMN1*-Kopie: (V.a. Punktmutation im 2. Allel). Indikation für eine *SMN1*-spezifische Sanger-Sequenzierung (nach *long-range* PCR). Sollte die Punktmutationsanalyse unauffällig sein, wurde lediglich ein Carrierstatus nachgewiesen. Ggf. Indikation für weiterführende Genpanel-Diagnostik.
- Nachweis einer homozygoten *SMN2*-Deletion. Etwa 5 % der Allgemeinbevölkerung tragen eine homozygote *SMN2*-Deletion. Kein krankheitsspezifischer Wert, nach derzeitigem Stand.

Bei Nachweis eines auffälligen Ergebnisses sollte im Rahmen der Befundmitteilung auch eine genetische Beratung erfolgen, so dass ggf. weitere Testungen innerhalb der Familie veranlasst werden können.

2.7. Genetische Analysen bei Eltern und Verwandten

Die Untersuchung auf Anlageträgerschaft bei Familienangehörigen sollte im Rahmen einer genetischen Beratung erfolgen. Je nach Befund des Indexpatienten wird hierbei eine passende Diagnostik eingeleitet. Da bei dem Großteil der Patienten eine homozygote *SMN1*-Deletion ursächlich ist, wird bei den Familienangehörigen in der Regel ebenfalls (wie bei den Patienten) ein Heterozygotentest mittels MLPA durchgeführt. In Einzelfällen kann auch gezielt bzgl. der familiären Punktmutation getestet werden.

Sobald ein Indexfall aufgetreten ist, sollte die Anlageträgerschaft der Eltern (wenn möglich) geprüft werden. In den meisten Fällen ist das Testen unkompliziert und es kann der Verdacht einer Anlageträgerschaft bei den Eltern bestätigt werden. Wenn beide Elternteile 5q-SMA-Anlageträger sind, besteht ein 25%iges Wiederholungsrisiko für ein weiteres gemeinsames Kind mit SMA. Den Eltern kann dann in zukünftigen Schwangerschaften eine Präimplantationsdiagnostik (PID) oder Pränataldiagnostik (PD) angeboten werden, wobei eine PID nur von ausgewählten Zentren angeboten wird.

In seltenen Fällen ist eine Person trotz Nachweis von zwei *SMN1*-Kopien Anlageträger (zwei *SMN1*-Kopien auf einem Chromosom; Träger einer Punktmutation; ☞ Abschnitt 2.1.). Durch Testung der Eltern kann das Risiko, dass zwei *SMN1*-Kopien auf einem Allel vererbt werden, näher eingeschätzt werden. Daher kann erst nach Testung der Eltern und weiteren Familienangehörigen (z.B. gesunden Geschwistern des Indexpatienten) ein aussagekräftiger Carriertest angeboten werden.

Um unnötige Tests zu vermeiden, sollten weitere Verwandte erst im Nachgang (Kaskaden-Screening) getestet werden, wobei Informationen zum Genotyp des Indexpatienten und der Eltern stets mitgeführt werden sollten, um die Interpretation der Ergebnisse zu erleichtern.

Bei Kinderwunsch eines 5q-SMA-Anlageträgers ist eine Testung des Partners sinnvoll, um die Wahrscheinlichkeit für SMA unter zukünftigen Kindern zu präzisieren. Ein SMA-Anlageträger aus Deutschland hat ein *a priori* Risiko von 1/164 (1 × 1/41 × 1/4) für ein Kind mit 5q-SMA. Das Risiko kann durch eine unauffällige Carriertestung beim Partner erheblich reduziert werden.

Bei Personen mit 2 *SMN1*-Kopien und ohne positive Familienanamnese besteht jedoch weiterhin ein geringes Risiko Anlageträger zu sein (Genotypen 2+0 oder 1+1*) und dies muss in die Risikoberechnung einkalkuliert werden.

2.8. Relevanz der *SMN2*-Kopien für die Therapien

Es gibt drei von der FDA und der EMA zugelassene Therapien für SMA (☞ Kap. 9.): Nusinersen und Risdiplam, die das korrekte Spleißen von Exon 7 des *SMN2*-Gens unterstützen, und Onasemnogen-Abeparvovec, eine *SMN1*-scAdenovirus-basierte Gentherapie mit *SMN1*-cDNA. Alle drei Therapien zeigen bei präsymptomatischer Verabreichung den größten Therapieerfolg. Nusinersen kann bei allen Patienten mit 5q-SMA unabhängig von der *SMN2*-Kopienzahl verabreicht werden. Risdiplam, ein orales Medikament, darf bei Patienten mit SMA Typ 1 bis 3 oder mit bis zu 4 *SMN2*-Kopien eingesetzt werden. Onasemnogen-Abeparvovec ist für Patienten mit SMA Typ 1 oder mit bis zu 3 *SMN2*-Kopien zugelassen [18, 19]. Eine ausführliche Beschreibung der medikamentösen Therapien ist in Kap. 9. zu finden.

2.9. Neugeborenenscreening (NBS)

Seit der Einführung der Therapien hat sich gezeigt, dass eine frühzeitige präsymptomatische Behandlung der Patienten entscheidend für den Therapieerfolg ist. Das NBS für 5q-SMA wurde Ende 2021 in Deutschland eingeführt. Der Nachweis einer homozygoten *SMN1*-Deletion im NBS muss durch eine zweite Analysemethode mit einer zweiten Probe bestätigt werden. Dabei wird parallel die genaue Anzahl der *SMN2*-Kopien ermittelt (☞ Kap. 4.1.). Zur Befundmitteilung muss den Eltern eine genetische Beratung angeboten werden (nach deutschem Gendiagnostikgesetz; GenDG).

2.10. Pränatale Diagnose (PD) und genetische Präimplantationstests (PID)

Obwohl die aktuellen Therapieansätze vielversprechend sind, kann SMA noch nicht als eine vollständig behandelbare Erkrankung angesehen werden. Über die langfristigen Wirkungen der verschiedenen Therapien ist zu wenig bekannt. Die beschriebenen Therapien sind eine Herausforderung für die Patienten, ihre Familien und Ärzte, und stellen teils hohe Anforderungen an die Compliance der Patienten und Familien. Daher sollte Paaren mit erhöhter Wiederholungswahrscheinlichkeit für SMA eine humangenetische Beratung zu den Möglichkeiten der PD und PID angeboten werden.

Klinik

3. Klinik

Die Leitsymptome der Spinalen Muskelatrophie (SMA) sind Zeichen einer Schädigung des α-Motoneurons mit muskulärer Hypotonie und Schwäche sowie Muskelatrophien. Weitere charakteristische Zeichen sind abgeschwächte bzw. nichtauslösbare Muskeleigenreflexe und Muskelfaszikulationen. Die Erkrankung weist ein sehr breites klinisches Spektrum auf, welches Säuglinge umfasst mit Symptombeginn in den ersten Lebensmonaten mit ausgeprägter muskulärer Schwäche und Beteiligung der bulbären und respiratorischen Muskulatur bis hin zu milderen Manifestationen mit Symptombeginn im Adoleszentenalter. Dabei besteht eine Korrelation zwischen Alter bei Symptombeginn und Schwere des Krankheitsverlaufs: je jünger die Patienten bei Symptombeginn sind, desto schwerer sind diese im natürlichen Verlauf von der Erkrankung betroffen [20]. Vor Entwicklung der medikamentösen Therapien wurde die SMA anhand des Alters bei Symptombeginn sowie der erreichten motorischen Meilensteine in vier Subtypen eingeteilt, wie in Tab. 3.1 zu sehen ist. Da alle Subtypen der SMA einen progredienten Verlauf aufzeigen, ist im natürlichen Krankheitsverlauf nach Diagnosestellung in der Regel nicht mehr mit einer Verbesserung der motorischen Fähigkeiten zu rechnen [4, 20].

3.1. Früh-infantiler Symptombeginn

Die SMA Typ 1, auch Werdnig-Hoffmann-Krankheit genannt, ist der schwerste und zugleich häufigste Phänotyp. Ca. 50-60 % aller SMA-Patienten sind von einer SMA Typ 1 betroffen. Kinder mit SMA Typ 1 zeigen, nach einem kurzen symptomfreien Intervall nach Geburt, einen Symptombeginn vor dem Erreichen des 6. Lebensmonats. Sie entwickeln sehr rasch eine ausgeprägte muskuläre Hypotonie mit dem klinischen Bild eines "*floppy infant*". Diese Kinder erlernen aufgrund der muskulären Schwäche ohne medikamentöse Therapie nie das freie Sitzen und zeigen im Verlauf der Erkrankung kaum Bewegungen gegen die Schwerkraft und eine mangelnde Kopfkontrolle. Charakteristisch sind zudem Faszikulationen der Zunge. Darüber hinaus kommt es bei diesen Kin-

	Alter bei Symptombeginn (Häufigkeit)	Beste motorische Funktion	Klinische Symptome	Anzahl *SMN2*-Kopien
SMA Typ 0	Neonatalperiode (<1 %)	–	schwere muskuläre Hypotonie und Schwäche, Gelenkkontrakturen, Beteiligung der Hirnnerven, respiratorische Insuffizienz	1
SMA Typ 1	1-6 LM (50-60 %)	–	"*floppy infant*", ausgeprägte Muskelschwäche, keine Kopfkontrolle, kaum Bewegungen gegen die Schwerkraft, Zungenfaszikulationen, Areflexie, paradoxes Atemmuster, insuffizienter Hustenstoß, Glockenthorax, Dysphagie, Gedeihstörung	2, 3
SMA Typ 2	7-18 LM (30 %)	freies Sitzen	motorische Entwicklungsverzögerung, Muskelschwäche, feinschlägiger Tremor der oberen Extremität, Skoliose, Gelenkkontrakturen	2, 3, 4
SMA Typ 3	>18 LM (10 %)	freies Laufen	variable Muskelschwäche, Skoliose, Verlust der Gehfähigkeit	3, 4

Tab. 3.1: Einteilung der SMA in vier Subtypen anhand des Alters bei Symptombeginn sowie der erreichten motorischen Meilensteine. LM: Lebensmonate.

dern im natürlichen Verlauf regelhaft zu einer Beteiligung der Atemmuskulatur. Die Kinder zeigen ein paradoxes Atemmuster, entwickeln einen Glockenthorax und einen schwachen Hustenstoß. Durch die Möglichkeiten einer (nicht-) invasiven Heimbeatmung konnte die Lebenserwartung der betroffenen Kinder auch ohne medikamentöse Therapie bereits deutlich verbessert werden (☞ Kap. 5.2.). Aufgrund der Beteiligung der bulbären Muskulatur entwickeln die Kinder eine Dysphagie mit Gedeihstörung, sodass in der Regel eine Sondenernährung erforderlich ist (☞ Kap. 5.3.).

Bestehen bereits pränatal oder direkt nach Geburt Zeichen einer schweren muskulären Schwäche, handelt es sich um eine SMA Typ 0. Dieser Phänotyp ist mit <1 % sehr selten. Kinder zeigen, neben der muskulären Schwäche und Hypotonie, Gelenkkontrakturen, eine Beteiligung der Hirnnerven sowie eine respiratorische Insuffizienz. Die Lebenserwartung dieser Kinder wird ohne medikamentöse Therapie mit nur wenigen Wochen angegeben.

3.2. Späterer Symptombeginn

Bei der SMA Typ 2 (Dubowitz-Krankheit) werden die ersten Symptome vor Erreichen des 18. Lebensmonats beobachtet. Häufig fallen die Kinder durch eine motorische Entwicklungsverzögerung oder Stagnation der motorischen Entwicklung auf. Die muskuläre Schwäche ist im Bereich der unteren Extremitäten stärker ausgeprägt als in den oberen Extremitäten. Diese Kinder zeigen eine gute Kopfkontrolle und erlernen das freie Sitzen, erlangen darüber hinaus ohne medikamentöse Therapie jedoch nie das freie Gehen. Im Krankheitsverlauf sind es vor allem orthopädische Symptome wie Gelenkkontrakturen und die Entwicklung einer Skoliose, die die motorischen Fähigkeiten weiter einschränken. Im fortgeschrittenen Krankheitsstadium können auch Patienten mit einer SMA Typ 2 eine chronisch-respiratorische Insuffizienz sowie eine Dysphagie mit Gedeihstörung entwickeln.

Patienten mit einer SMA Typ 3 (Kugelberg-Welander-Krankheit) entwickeln erst nach dem 18. Lebensmonat eine muskuläre Schwäche. Hier wird zusätzlich zwischen einer SMA Typ 3a (Symptombeginn vor Ende des 3. Lebensjahres) und einer SMA Typ 3b (Symptombeginn nach dem 3. Lebensjahr) unterschieden. Diese Patienten erlernen das freie Gehen, jedoch kommt es im natürlichen Krankheitsverlauf oft wieder zum Verlust der Gehfähigkeit [21, 22]. Lusakowska et al. berichten, dass Patienten mit SMA Typ 3 im mittleren Alter von 14 Jahren die Gehfähigkeit verlieren. Zusätzlich zeigen Patienten mit SMA Typ 3a eine geringere Wahrscheinlichkeit gehfähig zu bleiben als Patienten mit SMA Typ 3b [21]. In manchen Klassifikationen wird zusätzlich der extrem seltene Fall eines Symptombeginns im Erwachsenenalter als SMA Typ 4 abgegrenzt.

3.3. Neue Klassifikation

In der klinischen Praxis handelt es sich vielmehr um ein Krankheitskontinuum mit fließendem Übergang zwischen den beschriebenen SMA-Typen. Zusätzlich lassen sich durch die neuen medikamentösen Therapieansätze neue Phänotypen beobachten. Patienten sollten daher eher anhand einer Kombination von Alter bei Symptombeginn, bester je erreichter motorischer Funktion und Anzahl der *SMN2*-Kopien charakterisiert werden. Bewährt hat sich auch eine Einteilung in nicht-sitzfähige, sitzfähige und gehfähige Patienten [15, 23].

Diagnostik

4. Diagnostik

Das diagnostische Vorgehen hat sich seit der Einführung des Neugeborenenscreenings entscheidend verändert. Der diagnostische Algorithmus bei bereits bestehenden klinischen Symptomen muss breite differenzialdiagnostische Überlegungen berücksichtigen, wohingegen bei einem positiven Befund aus dem Neugeborenenscreening eine gezielte genetische Untersuchung initiiert werden sollte. Beide Vorgehensweisen sollen im Folgenden getrennt behandelt werden.

4.1. Neugeborenenscreening

Das Neugeborenenscreening auf SMA basiert auf dem Nachweis einer homozygoten Deletion des Exon 7 im *SMN1*-Gen. Der Test erfolgt aus der Filterkarte mit Blut des Neugeborenen, welche routinemäßig 2 bis 3 Tage nach der Geburt zum Screening zahlreicher Erkrankungen auf den Weg gebracht wird. Die Diagnostik wird in der Regel als qPCR durchgeführt [24]. Wird ein verdächtiger Befund erhoben, erfolgt die Benachrichtigung der Familie, welche sich dann zu einer Bestätigungsdiagnostik mit erneuter Blutentnahme vorstellen muss. Bei der erneuten Blutentnahme wird dann auch zusätzlich die *SMN2*-Kopienzahl als wesentlicher prognostischer Parameter mit untersucht. Zusätzlich erfolgt die ausführliche Beratung der Familien sowohl bezüglich der möglichen Diagnose als auch der Behandlungsoptionen [25]. Die weitere Betreuung der Kinder erfolgt in Deutschland in ausgewiesenen neuromuskulären Zentren (https://dgm-behandlungszentren.org) (☞ Abb. 4.1).

Methodisch basiert das Neugeborenenscreening auf SMA auf dem Nachweis einer homozygoten Deletion von Exon 7 des *SMN1*-Gens. Diese Methode weist eine sehr hohe Spezifität und Sensitivität auf. Ca. 5 % der Patienten entgehen dem Neugeborenenscreening, da sie eine Compound-Heterozygotie oder andere genetische Veränderungen aufweisen, welche nicht durch den Test erfasst werden. Aus diesem Grund schließt ein unauffälliges Neugeborenenscreening die Diagnose einer SMA nicht aus. Eine Anlageträgerschaft wird durch das Neugeborenenscreening nicht detektiert.

Die Bestimmung der Anzahl der *SMN2*-Kopien erfolgt in der Regel semiquantitativ durch eine MLPA. In den Fällen, in denen die therapeutische Entscheidung von der Anzahl der *SMN2*-Kopien abhängig gemacht wird, muss kritisch betrachtet werden, dass Ungenauigkeiten in der Bestimmung vorkommen können [26].

Im Neugeborenenscreening werden sowohl Kinder mit einem höchstwahrscheinlich sehr aggressiven Verlauf der Erkrankung (SMA Typ 1 und 2) als auch solche mit milderen Verlaufsformen erfasst. Während bei den schweren Verlaufsformen Einigkeit besteht, dass diese möglichst umgehend einer Therapie zugeführt werden müssen, ist die Haltung bezüglich der milderen Formen noch nicht einheitlich. In einzelnen Ländern wird bereits im Neugeborenenscreening die *SMN2*-Kopienanzahl bestimmt und der Befund von Kindern mit 4 und mehr Kopien nicht weitergegeben. In anderen Ländern hingegen besteht die Empfehlung, unabhängig von der Anzahl der *SMN2*-Kopien eine Behandlung einzuleiten [27].

Um zu verhindern, dass Screeningbefunde versehentlich nicht der Familie mitgeteilt werden, sollte ein Tracking-System zur Nachverfolgung der entsprechenden Kinder etabliert werden. Dieses ist allerdings momentan noch nicht in allen Ländern flächendeckend vorhanden.

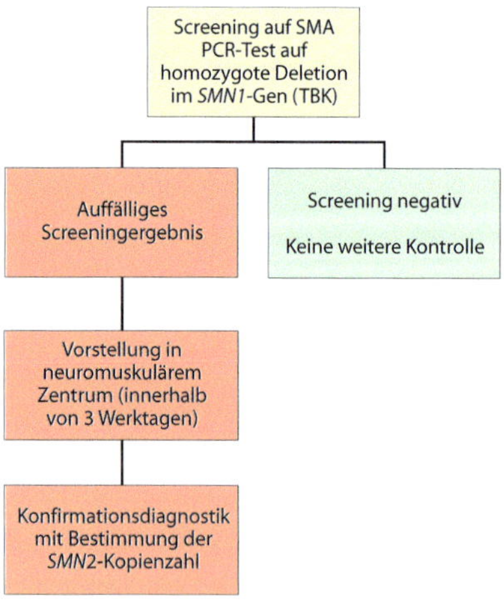

Abb. 4.1: Schematische Darstellung zu Ablauf und Durchführung des Neugeborenenscreenings. TBK = Trockenblutkarte.

4.2. Diagnostik bei klinischem Verdacht

In der Diagnostik der SMA bei klinisch betroffenen Patienten steht die großzügige Anwendung der Molekulargenetik in den Fällen, in denen diese Diagnose als Differenzialdiagnose im Betracht kommt, ganz im Vordergrund.

Im Vorfeld können allerdings Myosonographie und klinische Neurophysiologie insbesondere bei Patienten mit einem unspezifischen Phänotyp zusätzliche Hinweise in Richtung einer neurogenen Schädigung geben. Es gibt allerdings keine für eine SMA pathognomonischen Veränderungen.

4.2.1. Molekulargenetik

Nachdem 95 % der Patienten mit einer spinalen Muskelatrophie eine Deletion von Exon 7 im *SMN1*-Gen oder eine Konversion von *SMN1* in *SMN2* durch den Austausch einer Base aufweisen, stellt der Nachweis eines homozygoten Fehlens von Exon 7 im *SMN1*-Gen den ersten Schritt in der Diagnostik dar. Die Unterscheidung zwischen den Varianten von Exon 7 im *SMN1*- und *SMN2*-Gen basiert auf der Unterscheidung des Basenaustauschs c.840C>T. In der Regel erfolgt die Diagnostik durch MLPA, welche gleichzeitig dann auch die Quantifizierung der Anzahl der *SMN2*-Kopien erlaubt [28]. Alternativ kommt aber auch die Digital-PCR infrage.

Findet sich ein heterozygotes Fehlen von Exon 7 bei einem gleichzeitig für eine spinale Muskelatrophie verdächtigen klinischen Befund, sollte sich hier die allerdings aufwändige Suche nach einer Compound-Heterozygotie durch Sequenzierung des *SMN1*-Gens anschließen. Hierbei können verschiedenste Veränderungen wie Missense- und Nonsense-Mutationen, Splicesite-Mutationen, Insertionen oder kleine Deletionen gefunden werden. Technisch kann entweder eine isolierte Sequenzierung des *SMN1*-Gens durchgeführt werden, angesichts der dann breiteren Differenzialdiagnosen erfolgt dies allerdings inzwischen häufig im Rahmen einer Hochdurchsatztechnologie (*Whole Exome Sequencing*, Genpanel, *Whole Genome Sequencing*) [29].

Die Bestimmung der Anzahl der *SMN2*-Kopien kann sowohl durch MLPA als auch durch Digital-PCR erfolgen. Die Anzahl der Kopien korreliert relativ gut mit dem Schweregrad, wobei es eine breite Überlappung gibt und damit eine klare prognostische Einordnung basierend auf diesem Parameter nicht möglich ist [30] (☞ Kap. 2.).

4.2.2. Myosonographie

Die Myosonographie eignet sich sehr gut als Screeningsinstrument bei Patienten mit einer ätiologisch ungeklärten Muskelschwäche. Auch wenn es keine pathognomonischen Befunde gibt, weist folgendes sonographisches Muster häufig in die Richtung einer neurogenen Schädigung [31] (☞ Abb. 4.2):

- fleckförmige Verteilung von hyperintensen Veränderungen innerhalb einzelner Muskeln ("*moth-eaten pattern*")
- deutliche Atrophie der Muskulatur im Verhältnis zum subkutanem Fettgewebe
- relativ gut erhaltene Sichtbarkeit des Knochenechos trotz deutlichem Umbau der Muskulatur

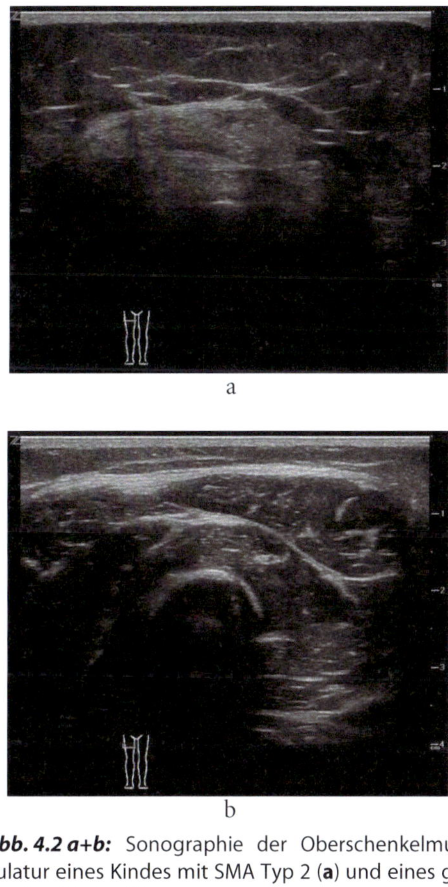

Abb. 4.2 a+b: Sonographie der Oberschenkelmuskulatur eines Kindes mit SMA Typ 2 (**a**) und eines gesunden Kindes (**b**).

4.2.3. Elektromyographie

In der Elektromyographie findet sich bei chronischen Fällen häufig ein neurogener Umbau mit verbreiterten und überhöhten Muskelaktionspotenzialen. Daneben können insbesondere bei der SMA Typ 3 ("pseudomyopathische Form") auch verkürzte polyphasische Potenziale gefunden werden. In aller Regel erlaubt allerdings das Innervationsmuster mit einer verminderten Rekrutierung motorischer Einheiten den Nachweis einer primär neurogenen Schädigung. Die Elektromyographie spielt vor allem in den Fällen eine Rolle, in welchen die Genetik keinen Nachweis einer 5q-assoziierten spinalen Muskelatrophie erbringt. Ein auffälliger Befund verpflichtet dann zu einer breiter aufgestellten genetischen Diagnostik, welche auch spezielle Situationen wie compound-heterozygote Veränderungen im *SMN1*-Gen oder Mutationen in anderen Genen mit beinhaltet.

4.2.4. Neurographie

Die Neurographie dient in erster Linie der Ausschlussdiagnostik einer Neuropathie. Sie sollte deshalb sowohl die sensible als auch die motorische Neurographie beinhalten. In aller Regel findet sich bei der SMA eine normale sensible Neurographie, lediglich in sehr ausgeprägten Fällen kann es auch zu einem Verlust der sensiblen Summenaktionspotenziale kommen.

Ein sehr niedriges motorisches Summenaktionspotenzial (*Compound Muscle Action Potential*, CMAPs) korreliert mit einer schwereren klinischen Beeinträchtigung und einer schlechteren Prognose der Behandlung [32]. In Studien wurden CMAPs als Surrogatparameter für das Ansprechen auf die medikamentöse Therapie verwendet.

4.2.5. *Motor Neuron Number Estimation* (MUNE)

Das Verfahren erlaubt eine Abschätzung der Anzahl der motorischen Einheiten sowie ihrer Größe. Es basiert darauf, dass in sehr kleinen Schritten die Reizstärke erhöht wird und so aus den einzelnen Amplitudensprüngen des CMAP auf die Anzahl der Axone rückgeschlossen wird. Auch wenn sich im Gruppenvergleich zeigt, dass schwere Verlaufsformen der SMA im Vergleich zu milderen Formen eine geringere Anzahl von Axonen aufweisen, besteht eine erhebliche Überlappung, sodass der Stellenwert dieses Verfahrens sowohl für die Prognose als auch als Verlaufsparameter noch unklar ist. Hinzu kommen technische Probleme wie eine ausgeprägte Abhängigkeit vom Untersucher.

4.2.6. Muskelbiopsie

Die Muskelbiopsie spielt in der Routine-Diagnostik der SMA inzwischen keine Rolle mehr. Lediglich in Einzelfällen wird sie bei einer unklaren klinischen Situation mit einer breiten Differenzialdiagnose noch durchgeführt. Richtungsweisender Befund für eine SMA ist das Nebeneinander von Feldern mit hypertrophen Muskelfasern und einer gruppierten Muskelatrophie.

Physiotherapie und Hilfsmittelversorgung

5. Physiotherapie und Hilfsmittelversorgung

Die physiotherapeutische Behandlung von Patienten mit Spinaler Muskelatrophie (SMA) ist geprägt durch die unterschiedliche Phänomenologie des Krankheitsbildes von nicht-sitzfähigen, sitzfähigen bis hin zu gehfähigen Patienten. Dies erfordert ein individuelles physiotherapeutisches Vorgehen, welches sehr vielfältig ist und eine große Bandbreite der physiotherapeutischen Maßnahmen beinhaltet. Das Ziel der Physiotherapie ist für den einzelnen Patienten die Alltagsbewältigung zu erleichtern und daraus resultierend die größtmögliche Selbständigkeit im Alltag zu erlangen. Die Voraussetzung dafür ist die entwicklungsbegleitende Physiotherapie zur Förderung der motorischen Funktionen. Weitere Inhalte sind die Atemtherapie zur Verbesserung der Lungenbelüftung, der Erhalt der Gelenkbeweglichkeit und der Kraft sowie das Training der kardiovaskulären Ausdauer. Zudem ist eine frühzeitige adäquate Hilfsmittelversorgung unabdingbar. Zur Integration der Maßnahmen und Hilfsmittel in den alltäglichen Gebrauch ist die Anleitung von Patienten, Eltern und Bezugspersonen notwendig.

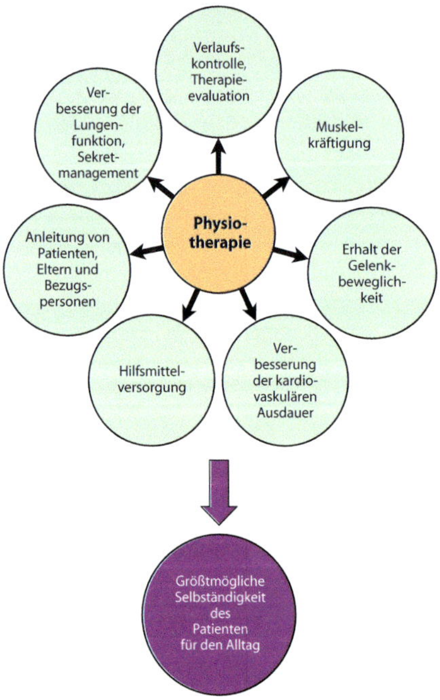

Abb. 5.1: Physiotherapeutische Inhalte und Maßnahmen in der Versorgung von Patienten mit SMA.

5.1. Physiotherapeutisches Vorgehen

Die eingesetzten physiotherapeutischen Maßnahmen sind abhängig vom Alter, den motorischen Funktionen und auch vom Schweregrad der Erkrankung wie z.B. Atemfunktion, Ausmaß der Kontrakturen, Deformitäten, Skoliose, Schluck- und Sprechfunktion. Dies erfordert ein entsprechendes individuelles Vorgehen unter Beachtung der Toleranz der Maßnahmen als auch der Schmerzen.

Die Physiotherapie beginnt meist im frühen Kindesalter: aufgrund der senso-motorischen Entwicklungsverzögerung häufig schon vor Diagnosestellung, spätestens jedoch mit Diagnosestellung unabhängig vom Alter. Meist begleitet die physiotherapeutische Behandlung den Patienten im gesamten Krankheitsverlauf. Patienten, Eltern und Bezugspersonen werden kontinuierlich im therapeutischen Prozess angeleitet und beraten. Das reicht vom Handling des Säuglings, über das Dehnen der betroffenen Muskelgruppen, das Anlegen von Orthesen und Korsett, über die Einweisung in die Nutzung von Hilfsmitteln bis hin zum Transfer des erwachsenen Patienten. Auch spezifische auf den Patienten zugeschnittene Übungen werden für die Anwendung im häuslichen Umfeld vermittelt.

Die im Folgenden erläuterten physiotherapeutischen Maßnahmen beruhen auf den international anerkannten Empfehlungen [7, 8] und werden anhand der motorischen Funktionen der Patienten klassifiziert.

5.1.1. Nicht-sitzfähige Patienten

Die primären physiotherapeutischen Ziele bei dieser Patientengruppe sind Erhalt und Verbesserung der Ventilation, Optimierung der motorischen Funktionen und Verbesserung und Toleranz von verschiedenen Positionen.

Atemtherapie

Die physikalische Atemtherapie dient der Verbesserung der Ventilation und dem Sekretmanagement und ist ein unverzichtbarer Bestandteil der Physiotherapie für diese Patientengruppe. Sie solle nicht nur bei Infekten und in perioperativen Phasen, sondern auch regelmäßig zur Prophylaxe angewendet werden. Die Behandlungsmaßnahmen sind vor allem passive, manuelle Techniken wie Vibrationen, interkostale Ausstreichungen und Dehnung, kombiniert mit Lagewechseln und Lagerungsdrainage. Außerdem werden manuelle Techniken zur Hustenunterstützung eingesetzt. Die manuelle Atemtherapie kombiniert mit dem Einsatz eines mechanischen Insufflator/Exsufflator sollte bei allen nicht-sitzfähigen Patienten Therapiestandard sein.

Dehnung

Zur Erhalt und Verbesserung der Gelenkbeweglichkeit werden vor allem passive, wenn möglich assistive-aktive Dehnungstechniken genutzt. Des Weiteren werden Orthesen, Nachtlagerungsschienen, Liege-, Stehgeräte, sowie serielle Gipsbehandlungen eingesetzt [33].

Bei fehlender Kopfkontrolle kann zur Stabilisierung der HWS eine Schienung hilfreich sein, um das Risiko der Aspiration in vertikaler Position zu minimieren. Orthesen der oberen und unteren Extremitäten können z.T. bestimmte Funktionen erst ermöglichen und das Bewegungsausmaß der Gelenke erhalten.

Positionierung

Zur Lagerung der Patienten in physiologischen Positionen, mit möglichst achsengerechter Ausrichtung der Köperabschnitte, werden Sitzsysteme und Positionierungshilfsmittel wie Keile, etc. für die Rückenlage, Seitlage und Bauchlage, sowie individuell angepasste Liegesysteme zum Schlafen und Sitzschalen empfohlen.

Bei einer Wirbelsäulendeformität ist eine funktionelle Korsettversorgung zur posturalen Stabilisation im interdisziplinären Team zu diskutieren, wodurch Alltagshandlungen im Sitzen ermöglicht werden. Für die Mobilität im Alltag werden je nach Alter der Patienten Rehabuggys, Elektro-Rollstühle mit angepassten Sitzsystemen genutzt mit der Möglichkeit der Kantelung und/oder Verstellung der Rückenlehne. Die Eigenaktivität der Patienten kann über Abnahme der Körpereigengewichte, z.B. durch Aufhängung von Körperabschnitten in Schlingen oder durch Physiotherapie im Bewegungsbad gefördert werden.

5.1.2. Sitzfähige Patienten

Im Vordergrund der physiotherapeutischen Behandlung von sitzfähigen SMA-Patienten steht der Erhalt der Gelenkbeweglichkeit, um Kontrakturen entgegenzuwirken, erworbene Aktivitäten und Funktionen zu erhalten und zu fördern und somit die Selbstständigkeit der Patienten bei alltäglichen Tätigkeiten zu verbessern.

Im Vergleich zu den nicht-sitzfähigen Patienten kann es bei den sitzfähigen SMA-Patienten bedingt durch die Vertikalisierung zu rasch progredienten Kyphosen und Skoliosen der Wirbelsäule kommen. Daher bildet die Vorbeugung dieser Deformitäten und die Kräftigung der Rumpfmuskulatur einen Schwerpunkt in der physiotherapeutischen Behandlung. Wie bei den nicht-sitzfähigen Patienten wird das Augenmerk auf die Ventilation und die Hustenunterstützung gelegt.

Dehnung

Es stehen sowohl passive und bei dieser Patientengruppe nun auch vermehrt assistive und aktive Dehnungstechniken zur Verfügung [33] (☞ Abb. 5.2).

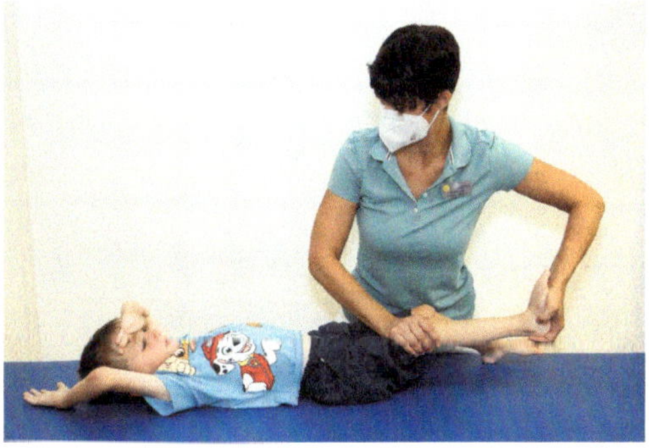

Abb. 5.2: Passive Dehnung des M. gastrocnemius bei einem sitzfähigen Kind.

Ähnlich gestaltet wird auch die Dehnung über die Positionierung z.B. über Nachtlagerungsorthesen. Hinzu kommen ein funktionelles Stehtraining oder der Einsatz von Stehgeräten und damit eine über den Stand erfolgte Dehnung der Muskulatur der unteren Extremitäten (☞ Abb. 5.3). Empfohlen wird eine regelmäßige bzw. tägliche Dehnung und auch Nutzung des Stehständers. Das Stehtraining sollte optimaler Weise 5 bis 7 Mal wöchentlich durchgeführt werden und bis zu 60 Minuten andauern [34].

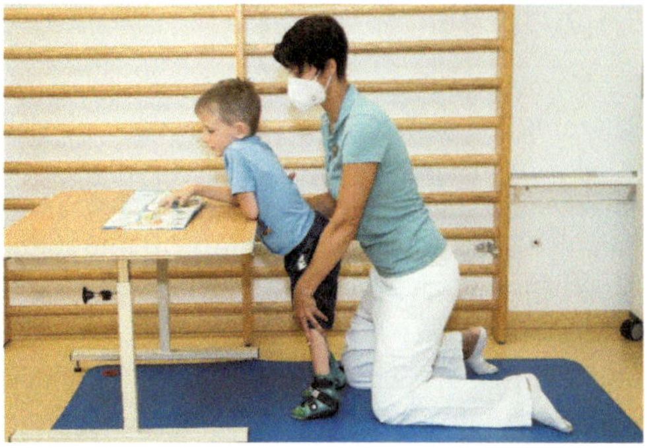

Abb. 5.3: Funktionelles Stehtraining in Alltagssituation bei einem sitzfähigen Patienten.

Positionierung

Bei der Positionierung im Stehständer und der Versorgung mit einem Korsett sollen zum einen eine Dehnung und eine physiologische Haltung der betroffenen Strukturen bzw. Körperabschnitte erfolgen. Zum anderen wird durch die erfolgte Stabilisierung die Voraussetzung geschaffen Funktionen bzw. Aktivitäten des täglichen Lebens auszuführen oder zu üben.

Mobilität

Ein Aktivrollstuhl mit kraftverstärkendem Antrieb für die kräftigeren Patienten ist für alle sitzfähigen Patienten vorgesehen. Für schwächere Patienten und für einen größeren Bewegungsradius sollte ein Elektrorollstuhl mit Sitzanpassung zur Verfügung gestellt werden (☞ Abb. 5.4).

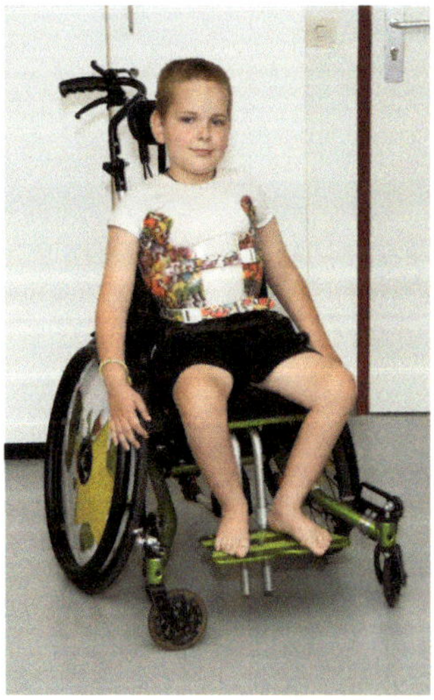

Abb. 5.4: Sitzfähiger Patient im Aktivrollstuhl mit Korsettversorgung.

Die Kräftigung der Rumpfmuskulatur und die daraus erworbene Rumpfstabilisierung ermöglichen ein freies Bewegen der Extremitäten und somit eine Vereinfachung in vielen alltäglichen Aktivitäten. Eine Entlastung und hierdurch vereinfachtes Bewegen der Extremitäten durch Aufhebung der Schwerkraft bei der Therapie im Bewegungsbad oder im Schlingentisch stellen eine hilfreiche Alternative dar [35]. Zur eigenständigen Mobilität werden verschiedene Bewegungsübergänge und Transfers trainiert und mit Patienten und deren Bezugspersonen geübt. Auch Kräftigungsübungen und Ausdauertraining können, individuell auf den Patienten angepasst, eingesetzt werden (☞ Abb. 5.5).

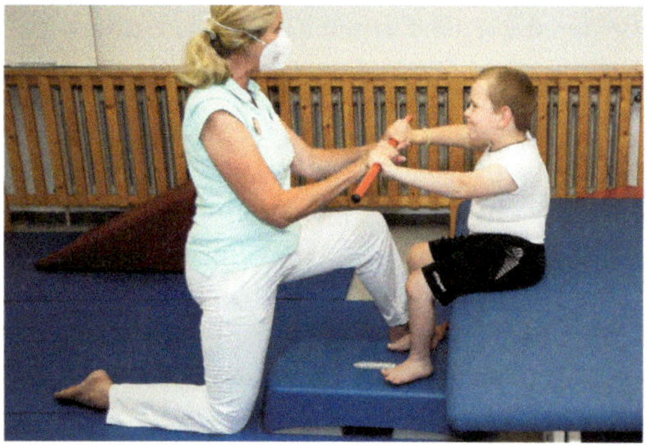

Abb. 5.5: Funktionelles Stabilisationstraining des Rumpfes bei einem sitzfähigen Patienten.

Atemtherapie

Passive, aber auch aktive atemtherapeutische Techniken kommen zum Einsatz, die Hustentechniken können geübt und für den Sekrettransport und die Expektoration selbst angewandt werden. Die Hustenunterstützung kann durch einen Insufflator und Exsufflator, wie bei nicht-sitzfähigen Patienten beschrieben, unterstützt werden.

5.1.3. Gehfähige Patienten

Das Ziel bei gehfähigen Patienten ist die Mobilität zu erhalten und zu fördern. Die physiotherapeutischen Maßnahmen beinhalten vorzugsweise das Training der Ausdauer und der Kraft, außerdem Übungen zum Erhalt der Gelenkbeweglichkeit.

Mobilität / Funktionelles Bewegungstraining

Das Übungsprogramm sollte ein aerobes und generelles Ausdauertraining umfassen, um Ausdauer, Kraft und Balance zu trainieren. Dazu gehören neben der Physiotherapie Aktivitäten wie Schwimmen, Fahrrad fahren, Hippotherapie etc. Der behandelnde Physiotherapeut sollte das Übungsprogramm individuell auf den Patienten anpassen und begleiten, es sollte mindestens 30 Minuten pro Einheit dauern. Bei Patienten mit Einschränkungen in der Ausdauerleistung beim Gehen und für einen größeren Bewegungsradius im Alltag können leichte Aktivrollstühle oder Rollstühle mit kraftunterstützten Rädern hilfreich sein, für lange Strecken auch elektrische Rollstühle oder E-Scooter.

Dehnung

Aktiv-assistive Dehntechniken können genutzt werden. Besonderes Augenmerk liegt auf den oberen Sprunggelenken und den Kniegelenken, dem Dehnen der Wadenmuskulatur und der ischiocruralen Muskulatur. Das Dehnen sollte idealerweise 3 bis 5 Mal wöchentlich durchgeführt werden [33]. Eine sinnvolle Ergänzung können je nach Befund Nachtlagerungsschienen sein, wodurch der Zeitraum der Dehnung verlängert werden kann.

Positionierung

Zur Stabilisation und Funktion können knöchelübergreifende oder Unterschenkelorthesen sinnvoll sein. Ein stützendes Mieder oder ein Korsett kann die Haltung im Sitzen verbessern, die Verwendung beim Gehen wird aber nicht empfohlen.

> Für alle SMA-Patienten gilt es durch die angewandten physiotherapeutischen Maßnahmen die Strukturen und motorischen Funktionen zu erhalten und/oder zu verbessern, um die Selbständigkeit im Alltag zu fördern.

5.2. Evaluation und Verlaufsbeobachtung

Zur klinischen Verlaufskontrolle und Therapieevaluation der motorischen Funktionen des einzelnen Patienten werden validierte und standardisierte Testinstrumente eingesetzt. Diese wurden für verschiedene Altersstufen und für unterschiedliche motorische Funktionen SMA-spezifisch entwickelt und befinden sich seit einigen Jahren in der Anwendung. Welche Assessments zu welchem Zeitpunkt durchgeführt werden, richtet sich nach den motorischen Meilensteinen, die nach den WHO-Kriterien [36] definiert sind, und ist altersabhängig. Alle Testinstrumente überprüfen mit verschiedenen Aktivitäten die individuelle Funktionsleistung und bieten die Möglichkeit, die motorischen Funktionen der SMA-Patienten im Verlauf zu beurteilen.

Für die folgenden Assessments gilt, je höher die Punktzahl, desto besser ist die motorische Leistung.

5.2.1. CHOP INTEND

Der *Children's Hospital of Philadelphia Infant Test of Neuromuscular Disorders* (CHOP INTEND) wurde für Säuglinge und Kinder mit ausgeprägter muskulärer Schwäche entwickelt. Er eignet sich prinzipiell für nicht-sitzfähige SMA-Patienten und sitzfähige SMA-Kinder unter 2 Jahren. Es werden sowohl spontane, zielgerichtete als auch reaktive Bewegungen bewertet. Das Testinstrument umfasst 16 Items, die jeweils auf einer 5-Punkte-Skala (0-4) bewertet werden. Der maximal erreichbare Gesamtscore beträgt 64 Punkte [37].

5.2.2. HFMSE

Die *Hammersmith Functional Motor Scale Expanded* (HFMSE) wurde speziell für sitz- und gehfähige SMA-Patienten entwickelt und beurteilt die grobmotorischen Bewegungsleistungen der Patienten. Sie ist zusammengesetzt aus der ursprünglichen HFMS für sitzfähige SMA-Patienten und der aus der GMFM (*Gross Motor Function Measure*) abgeleiteten Erweiterung, die für die gehfähigen SMA-Patienten ergänzt wurde. Die HFMSE umfasst insgesamt 33 Items (20 Items HFMS und 13 Items der erweiterten Version) und ist durch eine 3-Punkte-Bewertungsskala (0-2) definiert, bei der ein maximaler Gesamtwert von 66 Punkten zu erreichen ist [38]. Angewendet wird die HFMSE ab einem Alter von zwei Jahren mit freier Sitzfähigkeit.

5.2.3. MFM

Die *Motor Function Measure* (MFM) wurde ursprünglich generell zur Beurteilung von Patienten mit neuromuskulären Erkrankungen entwickelt und im Verlauf für die Testung von SMA-Patienten validiert [39, 40]. Mit der MFM werden sowohl grobmotorische als auch feinmotorische Funktionen erfasst. Der Test ist in drei Dimensionen unterteilt (D1: aufrechtes Stehen und Bewegungen im aufrechten Zustand, D2: axiale und proximale Motorik, D3: distale Motorik). Die Testung ist unabhängig von den motorischen Fähigkeiten der Patienten. Es gibt zwei Versionen der MFM: die MFM 32 (32 Items) ist für Patienten im Alter von 6-60 Jahren und die MFM 20 (20 Items, welche Bestandteil des MFM 32 sind) für Patienten im Alter von <7 Jahren validiert. Aufgrund der nicht möglichen Übertragung vom MFM 20 auf die MFM 32 hat man sich darauf geeinigt, auch bei jüngeren Kindern einheitlich die MFM 32 anzuwenden, um eine einheitliche Verlaufsbeobachtung bis ins Erwachsenenalter zu gewährleisten [40]. Die MFM 32 beinhaltet 32 Items und es wird anhand einer 4-Punkte-Skala (0-3) bewertet [39].

5.2.4. RULM

Das *Revised Upper Limb Module* (RULM) ist ein SMA-spezifisches Bewertungsinstrument zur Beurteilung der Bewegungsleistung in den oberen Extremitäten. Es werden Funktionen auf Schulter-, Ellbogen- und Handniveau untersucht und mit einer 3-Punkte-Skala (0-2) bewertet. Das RULM umfasst 19 Items, die rechte sowie die linke Seite werden isoliert getestet und erhalten jeweils eine eigene Gesamtpunktzahl. Diese beträgt maximal 37 Punkte [41]. Angewendet wird das RULM bei sitzfähigen Patienten (in diesem Fall nicht nach WHO-Kriterien, der angelehnte Sitz ist erlaubt) ab zwei Jahren.

5.2.5. 6-MWT

Der 6-Minuten-Gehtest (*6-Minute Walk Test*, 6-MWT) beurteilt die Ausdauerleistung eines gehfähigen Patienten anhand der Gehstrecke, die innerhalb von 6 Minuten auf einem festen, ebenen Untergrund zurückgelegt werden kann. Weiterhin kann die Ermüdbarkeit während der 6-Minuten-Gehdauer durch die Gehstrecke während der einzelnen Minuten eruiert werden [42]. Der 6-MWT empfiehlt sich bei gehfähigen Patienten ab 4 Jahren anzuwenden.

5.2.6. Bayley-III-Skalen

Die Bayley-III-Skalen (BSID-III-Skalen) können eingesetzt werden, um das Entwicklungsniveau von Kindern zwischen 1-42 Monaten zu untersuchen. Es handelt sich hierbei nicht um ein Testinstrument, das speziell für Kinder mit neuromuskulären Erkrankungen entwickelt wurde. Unterteilt ist die Skala in fünf Bereiche (Kognition, Sprache rezeptiv, Sprache expressiv, Feinmotorik und Grobmotorik). Für jeden dieser fünf Untertests werden altersbezogene Startpunkte innerhalb des Tests errechnet. Die Anzahl der durchzuführenden Items ist nicht festgelegt, sondern hängt von der Leistungsfähigkeit des Patienten ab. Es besteht eine 2-Punkte-Skala (0-1) und der Endpunkt des einzelnen Untertests ist definiert durch fünf aufeinanderfolgende Aufgaben, die mit 0 bewertet werden. Für alle fünf Bereiche kann das entsprechende Entwicklungsalter errechnet werden [43]. Mit den Bayley-III-Skalen können bei Kindern mit SMA somit neben der motorischen Entwicklung auch die sprachlichen und kognitiven Fähigkeiten erfasst werden. Allerdings müssen zur Durchführung des Tests gewisse motorische Fähigkeiten vorausgesetzt werden, sodass die Bayley-III-Skalen vor allem bei milder betroffenen oder Kindern mit frühem Therapiebeginn eingesetzt werden können.

5.2.7. Gelenkwinkelmessung nach Neutral-0-Methode

Das Bewegungsausmaß wird mithilfe der Gelenkwinkelmessung ermittelt und anhand der Neutral-0-Methode notiert. Für die Gelenkwinkelmessung sind für jedes Gelenk Bezugspunkte zur Messung definiert. Ebenfalls wird die sogenannte Nullstellung als anatomische Normalstellung für jedes Gelenk festgelegt. Zur Durchführung wird ein Goniometer benötigt und die Ergebnisse werden für die einzelnen Bewegungsrichtungen und die Nullstellung in Gradzahlen notiert. Bsp.: Flexion/Extension im Kniegelenk: 150°/0°/5°. Durch die Gelenkwinkelmessung werden Kontrakturen erfasst.

5.2.8. Haltungsstatus

Teil der physiotherapeutischen Befunderhebung ist der Haltungsstatus, der die axiale Stellung von Füssen, Beinen, Becken, Wirbelsäule, Schultern, Armen und des Kopfes einbezieht und das Alignment der Körperabschnitte zueinander beurteilt. Der Haltungsbefund kann im Stehen, Sitzen sowie in Rückenlage erhoben werden.

Insbesondere die Untersuchung der Wirbelsäule auf eine mögliche Fehlhaltung, Asymmetrie oder Deformität steht bei SMA-Patienten im Vordergrund.

	nicht-sitzfähig*	sitzfähig*	gehfähig*
CHOP INTEND	ab Geburt		
HFMSE		ab 2 Jahren	
MFM32	ab 2 Jahren		
RULM		ab 2 Jahren, sitzfähig mit Unterstützung	
6-MWT			ab 4 Jahren
BSID-III	bis 42 Monate		

Tab. 5.1: Übersicht zur Anwendung der verschiedenen Testinstrumente. * nach WHO-Kriterien.

5.3. Ausblick

Durch die verschiedenen medikamentösen Therapieoptionen hat sich der Verlauf der motorischen Entwicklung bei Patienten mit SMA deutlich verändert (☞ Kap. 9.).

Zum einen sehen wir heute zunehmend Kinder, die nach Diagnosestellung durch das Neugeborenenscreening präsymptomatisch behandelt werden können und somit eine annähernd normale motorische Entwicklung mit nur dezenter Symptomatik, wie z.B. einer muskulären Hypotonie, zeigen. Zum anderen verändern sich bei symptomatisch behandelten Patienten die Phänotypen, sodass beispielsweise bei Patienten mit SMA Typ 1 unter Therapie die Sitzfähigkeit erreicht wird und somit eine frühere Vertikalisierung trotz bestehender Rumpfinstabilität stattfinden kann. Dadurch kann es zur Bildung von Kyphosen im Bereich der Brustwirbelsäule und im weiteren Verlauf zu rasch progredienten Skoliosen kommen.

Durch diese Aspekte ergeben sich auch neue Herausforderungen in der physiotherapeutischen Betreuung bezüglich durchzuführender Therapien und der Hilfsmittelversorgung. Stets gilt es das therapeutische Vorgehen individuell an die Bedürfnisse der Patienten anzupassen.

Respiratorische Symptome und Therapie

6. Respiratorische Symptome und Therapie

6.1. Chronisches Atemmuskelversagen

6.1.1. Inspiratorische Atemmuskelschwäche

Patienten mit Spinaler Muskelatrophie (SMA) haben regelhaft eine Beteiligung der Atemmuskulatur, deren Ausprägung sich wie die Schwäche der Extremitätenmuskulatur an der *SMN2*-Kopienzahl orientiert [6]. Die Atemmuskelschwäche ist dysproportional verteilt. Die Zwerchfellfunktion ist dabei regelhaft gut erhalten, wobei die Interkostalmuskulatur unterschiedlich atemmuskelschwach ist. Dieses Verteilungsmuster hat bei schwerer Ausprägung zur Folge, dass die Atembewegungen paradox sind, wobei es zu einer inspiratorisch paradoxen Einwärtsbewegung des Brustkorbes und starken abdominellen Atembewegungen kommt. Die schwache Interkostalmuskulatur kann dem inspiratorischen Unterdruck, der vom relativ stärkeren Zwerchfell aufgebaut wird, nicht entgegenwirken, so dass sich die Thoraxwand bei Einatmung senkt. Hierdurch reduziert sich das Tidalvolumen, wodurch die Atemfrequenz kompensatorisch steigen muss, was in einer relativ höheren Atemmuskelbelastung resultiert. Interessanterweise präsentieren sich Kinder mit SMA im kompensierten Zustand regelhaft mit milder Hyperventilation [44], der Grund ist unklar. Im Verlauf der Muskelschwäche bilden sich im Kontext der Muskelatrophie Kontrakturen der Kostovertebralgelenke aus, was die Beweglichkeit des Thorax weiter einschränkt und die Atemmuskelbelastung zusätzlich erhöht. Die resultierende progrediente thorakale Restriktion korreliert mit der Schwäche der Skelettmuskulatur [45]. Gerade in Situationen mit erhöhtem Atemantrieb wie bei Pneumonien oder Atelektasen präsentiert sich diese gestörte Atemmechanik als paradoxe Schaukelatmung. Im Verlauf entwickelt sich durch die beschriebene dysproportionale Verteilung der Atemmuskelschwäche der klassische Glockenthorax [46].

Bei SMA manifestiert sich (wie bei allen neuromuskulären Erkrankungen) das chronische Atemmuskelversagen zuerst im Schlaf. Physiologischerweise ist der Muskeltonus und der zentrale Atemantrieb im Schlaf reduziert, so dass sich eine relevante Atemmuskelschwäche als Hypoventilation demaskieren kann. Das Ausmaß der Hypoventilation ist hierbei abhängig vom Grad der thorakalen Restriktion. Grundsätzlich manifestiert sich eine nächtliche Hypoventilation bei neuromuskulären Erkrankungen primär in den REM (*Rapid Eye Movement*) Schlafphasen mit dem geringsten Muskeltonus. Da aber die Muskelkraft des Zwerchfells als Haupteinatemmuskel im REM-Schlaf [47] bei der SMA (verglichen mit anderen neuromuskulären Erkrankungen) relativ gut erhalten ist, finden sich REM-Schlaf assoziierte schlafbezogene Atmungsstörungen gerade bei der SMA häufig erst bei sehr fortgeschrittener thorakaler Restriktion [48].

6.1.2. Husteninsuffizienz

Neben der inspiratorischen Atemmuskelschwäche resultiert aus der Kombination von thorakaler Restriktion und Schwäche der Hustenmuskulatur (hier vor allem die Muskulatur der Bauchwand) ein insuffizienter Husten, der klinisch meist früher relevant ist als die Hypoventilation. Regelhaft manifestieren sich schwer verlaufende Lungenentzündungen und Sekretprobleme, bevor eine manifeste nächtliche Hypoventilation diagnostiziert werden kann. Das Ausmaß der Husteninsuffizienz kann bei ausreichender Kooperationsfähigkeit mit dem maximalen Hustenstoß (*Peak Cough Flow*, PCF) den Grad der Husteninsuffizienz abschätzen. Bei Erwachsenen und Kindern älter als 12 Jahre gilt ein PCF <270 l/min als (husten-)insuffizient, ein PCF <160 l/min als hohes Risiko für schwere respiratorische Komplikationen [49]. Für den PCF sind bei Kindern altersabhängige Normwerte definiert [50]. Mangelnde Sekretclearance führt zu Mikroatelektasen oder Minderbelüftungen, die die Compliance des thorakopulmonalen Systems weiter reduzieren, wodurch die Atemmuskelbelastung steigt und sich ein Circulus vitiosus entwickelt.

6.1.3. Schluckstörungen

Die respiratorische Kapazität wird bei schwer betroffenen Kindern zusätzlich durch eine bulbäre Funktionsstörung kompliziert. Die Mitbeteiligung der basalen Hirnnerven [51] hat dann eine Störung der Sprech- und Schluckfunktion zur Folge. Bei relevanter Schluckstörung kann die Ernährung häufig nicht komplett oral durchgeführt werden, sondern muss über eine Ernährungssonde erfolgen [7]. Bei Persistenz der Schluckstörung sollte diese über eine perkutane Gastrostomie (PEG)-Sonde erfolgen, da eine nasogastrale Sonde die Schluckfunktion weiter beeinträchtigen kann und die Sekretbildung in den oberen Atemwegen fördert. Wenn auch Speichel nicht ausreichend "weggeschluckt" werden kann, wird dieser regelhaft (mikro-)aspiriert, was mit viel Sekret in den unteren Atemwegen mit dem Risiko von chronischer Bronchitis, Atelektasen und Lungenentzündungen assoziiert ist. In dieser Situation soll das Sekretmanagement durch regelmäßiges orales Absaugen unterstützt werden. Eine Reduktion der Speichelmenge über Glykopyrroniumbromid [8] oder Botulinumtoxininjektionen in die Speicheldrüse [52] kann sinnvoll sein, muss aber mit Augenmaß eingesetzt werden, da auch primär pulmonales Sekret eingedickt werden kann (Glykopyrroniumbromid) und schwere systemische Nebenwirkungen berichtet sind (Botulinumtoxin [53]).

6.1.4. Besonderheiten SMA Typ 1

Die respiratorische Insuffizienz der SMA Typ 1 hat eine Sonderstellung, da einerseits die Atemmuskelschwäche (insbesondere der Interkostalmuskulatur) sehr stark ausgeprägt ist, was zu ausgeprägter Asynchronie der Thorax- und Abdomenbewegungen führt, und zusätzlich die respiratorische Situation regelhaft durch die beschriebene Schluckstörung kompliziert wird. Bereits im Säuglingsalter manifestiert sich eine hochgradige thorakale Restriktion, welche sich klinisch mit einem kleinen Thorax zeigt. Das Verhältnis von Thoraxumfang zu Kopfumfang (TC/HC) ist ein einfacher klinischer Parameter, welcher bei einem Wert <0,85 bei Säuglingen mit SMA Typ 1 mit einem sehr hohen Risiko zu versterben assoziiert ist [54]. Häufig ist der Gasaustauch auch im Schlaf trotz klinisch signifikantem *respiratory distress* gut erhalten. Die Indikation zur (nicht-invasiven) Beatmungstherapie wird gerade bei SMA Typ 1 auch unabhängig von Hypoventilation in einer Schlaflaboruntersuchung gestellt. Neben der nächtlichen Hypoventilation gilt das dokumentierte Atemversagen (z.B. im Rahmen einer Lungenentzündung) als Indikation zum Start einer NIV [8].

6.2. Therapie des chronischen Atemmuskelversagens

6.2.1. Nicht-invasive Beatmung (NIV)

Die NIV hat bei SMA zum Ziel, das Überleben zu verbessern [55, 56], Krankenhausaufenthalte zu reduzieren [57], die Schlafqualität zu erhöhen [58] und ggf. die Thoraxdeformität zu reduzieren [59]. Die NIV führt bereits ohne weitere proaktive mechanische Hustenassistenz zu einer Reduktion von Lungenentzündungen und Antibiotikaverbrauch [60]. Indikationen zum Beginn einer dauerhaften nächtlichen NIV sind neben der Hypoventilation im Schlaf ($TcCO_2$ >50 mmHg in mehr als 2 % der Schlafzeit) auch die Hypoxämie (SaO_2 <90 % in mehr als 2 % der Schlafzeit) und viele Apnoen oder Hypopnoen (AHI >10/h) [61], das Atemversagen im Rahmen von Pneumonien oder die Palliation von Dyspnoe [8]. Die Indikation zur Einleitung einer außerklinischen Beatmungstherapie kann nicht nur im Rahmen von elektiven Schlaflaboruntersuchungen im infektfreien Intervall gestellt werden, sondern auch im Rahmen von pulmonalen Exazerbationen. Diese Exazerbationen sind bei SMA häufig eine Kombination aus neuromuskulärem Atmungsversagen, Lungenentzündung und unzureichendem Sekretmanagement. Wenn eine Beatmungstherapie im Rahmen einer Exazerbation begonnen wird, soll diese bei Weaningversagen als außerklinische Beatmungstherapie fortgeführt werden, ohne dass eine schlafmedizinische Untersuchung zur Bestätigung der Indikation notwendig wird.

Das Beatmungsgerät muss über einen ausreichend sensiblen Trigger verfügen, damit sich die assistierte Beatmung einem wechselnden Beatmungsbedarf anpassen kann. Eine druckkontrollierte Beatmung kann sich einem wechselnden Atemmuster besser anpassen als eine volumenkontrollierte Beatmung. Zusätzlich kann die druckkontrollierte Beatmung Leckagen ausgleichen, so dass die druckkontrollierte Beatmung meist bevorzugt wird. Grundsätzlich sind die initialen Beatmungsdrücke – insbesondere bei primär lungengesunden Patienten mit SMA – immer recht ähnlich und können mit einem moderaten inspiratorischen Druck (IPAP) um 12 mbar und einem exspiratorischen Druck (EPAP/PEEP) von 4 mbar gestartet werden. Die inspiratorischen Drücke werden unter Zuhilfenahme einer Schlaflaboruntersuchung so titriert, dass eine schlafbezogene Atmungsstörung möglichst komplett unterdrückt wird. Ein optimaler EPAP-Druck ist bis heute nicht in klinischen Studien definiert worden. Der EPAP wird poly(somno)graphisch bei persistierenden Zeichen einer Obstruktion der oberen Atemwege unter NIV (persistierendes Schnarchsignal und periodisch verminderte Signale von Thorax- und Abdomengurt) schrittweise erhöht. Bei Obstruktion der oberen Atemwege als Teil der schlafbezogenen Atmungsstörung können aber deutlich höhere EPAP-Drücke als der meist gewählte Initialdruck von 4 mbar notwendig werden. Bei Patienten mit SMA wird die Beatmung mit fixer Hintergrundfrequenz appliziert, um die Atemarbeit durch Triggern zu reduzieren. Die Hintergrundfrequenz wird üblicherweise ca. 2-3 Atemzüge niedriger als die Spontanatemfrequenz im Schlaf gewählt und (bei Kindern) mit einer fixen Inspirationszeit appliziert [49]. Häufig kann insbesondere bei Beginn der NIV im Säuglingsalter im Verlauf trotz signifikanter thorakaler Restriktion die Hintergrundfrequenz reduziert werden [62].

Als Beatmungszugang der NIV dienen überwiegend Nasenmasken, wobei eine gute Passform die Grundlage zur Verhinderung von Komplikationen (Hautdefekte, Konjunktivitis oder Mittelgesichtsdeformitäten) ist und den entscheidenden Faktor für eine erfolgreiche Implementation der NIV darstellt. Alternative Masken wie oronasale Masken oder Gesichtsmasken bergen ein Aspirationsrisiko und sollten insbesondere bei Patienten, die ihre Maske nicht selbstständig abnehmen können, nur zurückhaltend eingesetzt werden. Das Beatmungsgerät wird anhand des Alters und der Triggeroptionen ausgewählt. Patienten mit hoher Beatmungsabhängigkeit (>16 Stunden pro Tag) benötigen eine zweites (*Back-up-*) Beatmungsgerät. Eine aktive Befeuchtung kann den Patientenkomfort erhöhen und das Sekretmanagement verbessern, muss aber gegen eine weiter erhöhte Technisierung (weiteres Gerät) abgewogen werden.

6.2.2. Sekretmanagement

Effektives Sekretmanagement ist essentiell für das Management von Atemwegsinfekten bei Kindern mit SMA. Bei ausreichender Kooperationsfähigkeit und einem Alter über 12 Jahren kann Husteninsuffizienz bei einem PCF zwischen 160 und 270 l/min zunächst mit Hyperinsufflationsmanövern wie IPPB oder Airstacking mechanisch unterstützt werden [49]. Bei höhergradiger Husteninsuffizienz (PCF <160 l/min) oder fehlender Mitarbeit wird großzügig der mechanische Insufflator/Exsufflator (MIE) implementiert. Bei nicht kooperationsfähigen Kindern wird die Indikation klinisch gestellt und besteht immer, wenn anamnestisch eine Häufung von Atemwegsinfekten besteht. Ein proaktives Sekretmanagement inklusive der Therapie mit einem MIE soll allen nichtsitzfähigen Patienten angeboten werden [8]. Bei Gebrauch eines MIE werden die positiven und negativen Drucke in einer Trainingsphase graduell bis maximal 30-40 cm H_2O gesteigert. Höhere Drucke führen aufgrund der eingeschränkten Compliance des Thorax nicht zu höheren Volumina oder besseren PCF [63], sind aber mit dem Risiko von Pneumothoraces vergesellschaftet [64]. Gerade bei jungen nicht kooperativen Säuglingen mit relativ instabileren oberen Atemwegen ist darauf zu achten, dass höhere negative Drucke nicht in einem Kollaps der oberen Atemwege resultieren [65].

In Assoziation mit einer signifikanten Schluckstörung, die sich auch durch Hypersalivation zeigt, wird das Sekretmanagement durch orales Absaugen unterstützt. Alle Patienten mit SMA und Schluckstörung müssen mit einem Absauggerät ausgestattet sein [8].

6.3. Monitoring

6.3.1. Patienten ohne NIV

Die proaktive Therapie des chronischen Atemmuskelversagens beeinflusst Morbidität und Mortalität der SMA positiv, daher muss aktiv nach Hinweisen für ein chronisches Atemmuskelversagen gescreent werden [8]. Nicht-sitzfähige Patienten sollen alle 3 Monate und sitzfähige Patienten alle 6 Monate ambulant pneumologisch untersucht werden. Neben der klinischen Untersuchung muss nach Tagesymptomen nächtlicher Hypoventilation, wie allgemeine Schwäche, Gedeihstörung, Luftnot, morgendliche Kopfschmerzen, Albträumen gefragt [66] und die Frequenz/Schwere von Atemwegsinfekten dokumentiert werden. Bester Tagesprädiktor schlafbezogener Atmungsstörungen bei Kindern mit SMA ist die Vitalkapazität, die bei jeder Vorstellung bestimmt werden sollte, wenn die Kinder aktiv mitarbeiten können. Der PCF ist der beste Prädiktor der Hustenfunktion und des Risikos für Lungenentzündungen und soll zusammen mit der Vitalkapazität spätestens ab einem Alter von 12 Jahren untersucht werden [49]. Ab einer Vitalkapazität unter 60 % der altersentsprechenden Norm sollten regelmäßig (mindestens jährliche) Schlaflaboruntersuchungen durchgeführt werden [8, 49]. Bei jeglichem Verdacht auf eine Hypoventilation kann die (kapilläre oder venöse) Blutgasanalyse einerseits direkt die Hypoventilation am Tage (über das gemessene pCO_2) diagnostizieren und andererseits über das Bikarbonat (HCO_3^-), welches als metabolischer Kompensationsmechanismus langsamer als die Atmung (das pCO_2) reagiert und daher bei signifikanter nächtlicher Hypoventilation auch am Tag noch erhöht ist [67].

6.3.2. Patienten mit NIV

Die Intervalle zur Kontrolle einer NIV oder Überprüfung der mechanischen Hustenassistenz sind nicht einheitlich festgelegt. In Abhängigkeit vom Alter der Kinder und der klinischen Stabilität müssen Beatmungskontrollen mindestens alle 12 Monate erfolgen [49]. Beatmungskontrollen sollten bei Kindern stationär unter Zuhilfenahme einer Schlaflaboruntersuchung zur Dokumentation des Gasausstauschs und der Beatmungssynchronität erfolgen. Im gleichen Setting wird auch der Gebrauch der mechanischen Hustenassistenz von Patienten/Betreuern demonstriert und ggf. angepasst. Bei Säuglingen mit SMA Typ 1 müssen insbesondere im ersten Lebensjahr deutlich häufigere Beatmungskontrollen erfolgen (z.B. alle 3 Monate), da sich die Atemphysiologie bei Säuglingen im Verlauf des ersten Lebensjahres signifikant ändert.

Ernährung, bulbäre Funktion und Stoffwechsel

7. Ernährung, bulbäre Funktion und Stoffwechsel

Bei allen Patienten mit Spinaler Muskelatrophie (SMA) sind Ernährung und Gedeihen ein wichtiges Thema [7]. Die Beteiligung der bulbären Muskulatur v.a. bei SMA Typ 1 und 2 hat zur Folge, dass Patienten Kau- und Schluckschwierigkeiten entwickeln mit dem Risiko der Mangelernährung, aber auch von Aspirationsereignissen [68]. Die Einschränkung der motorischen Funktion der oberen Extremität beeinträchtigt das selbstständige Essen, was die Dauer von Mahlzeiten verlängert und sich auch auf soziale Aspekte gemeinsamer Mahlzeiten auswirkt. Zudem bestehen vielfach gastrointestinale Symptome, wie verzögerte Magenentleerung und Obstipation, und im Weiteren verdichten sich die Hinweise, dass die SMA auch mit Stoffwechselstörungen einhergehen kann [69].

In diesem Kapitel möchten wir die einzelnen Aspekte von Ernährung, Gedeihen und Stoffwechsel bei SMA genauer betrachten.

7.1. Bulbäre Dysfunktion

Die Beteiligung der bulbären Muskulatur bei SMA ist variabel, korreliert aber meist mit dem klinischen Schweregrad der Erkrankung [70]. Während bei nahezu allen Patienten mit SMA Typ 1 eine Beteiligung der bulbären Muskulatur zu beobachten ist, berichten Chen et al., dass 62 % der Patienten mit SMA Typ 2 und auch 23 % mit SMA Typ 3 über Schluckprobleme berichteten [71]. Der beste prognostische Faktor bezüglich Schluckstörungen war aber nicht der SMA-Typ, sondern der aktuelle motorische Funktionsgrad unterteilt in nicht-sitzfähige, sitzfähige und gehfähige Patienten [72].

Fast alle Patienten mit einem ausgeprägten Phänotyp zeigen Kau- und Schluckprobleme. Zudem zeigen Säuglinge mit SMA größtenteils ein vermindertes Saugvermögen, was das Trinken an der Brust und an der Flasche ineffizient und auch unmöglich macht. Mit Krankheitsprogression und respiratorischer Beteiligung sowie fehlender Kopfkontrolle steigt das Risiko für die Aspiration von Flüssigkeiten, fester Nahrung und auch Speichel [73]. Zu den Aspirationsereignissen kommt es häufig unbemerkt und es besteht das Risiko von Atemwegsinfekten. In der klinischen Routine fehlen bislang standardisierte Scores um die Beteiligung der bulbären Muskulatur zu evaluieren [74]. Gemäß Empfehlungen aus dem Jahre 2018 [7] ist bei Patienten, die das freie Sitzen nicht erreichen, ein Schluckversuch im Sinne einer Breischluckuntersuchung oder eine video-laryngoskopische Untersuchung in Erwägung zu ziehen. Auch wird empfohlen, das Schlucken regelmäßig durch eine(n) Logopädin/en zu evaluieren. Bei sitzfähigen Patienten wird anamnestisch das Schlucken und Kauen erfragt und bei Bedarf apparativ untersucht. Auch diese Patientengruppe kann im Verlauf der Erkrankung bulbäre Symptome entwickeln [71].

Allerdings wird die Nahrungsaufnahme nicht nur durch die bulbäre Muskulatur beeinflusst. Eine selbstständige Nahrungsaufnahme ist ebenfalls maßgeblich abhängig von der Funktion der oberen Extremität und die entsprechende Funktionseinschränkung führt zu einer Verlangsamung der Nahrungsaufnahme bis hin zum Bedarf der assistierten Nahrungsaufnahme. All diese Aspekte sollten erfasst werden und können teilweise durch Modifikation der Speisen (z.B. Pürieren) und ergotherapeutische Intervention angegangen werden. Des Weiteren können Speisen oder die Milch eingedickt werden oder zusätzlich zu den Hauptmahlzeiten kann hochkalorische Trinknahrung angeboten werden. Bei fortgeschrittener bulbärer Dysfunktion ist die Sondierung der Nahrung über eine nasogastrale Sonde oder über eine perkutane endoskopische Gastrostomie oder Jejunostomie (PEG oder PEJ) notwendig.

Bislang liegen noch nicht ausreichend Erfahrungen vor, inwiefern sich die bulbäre Funktion bei SMA-Patienten unter krankheitsmodifizierender Therapie entwickelt [75], sodass diese ebenfalls genau überwacht werden muss. In verschiedenen Studien konnte gezeigt werden, dass sich die bulbäre Funktion nicht in gleichem Maße wie die motorische Funktion verbessert, wenn die Therapie bei symptomatischen Patienten eingesetzt wird [76-78]. Im Gegensatz dazu ist zu beobachten, dass Patienten mit SMA und präsymptomatischer Initiierung der krankheitsmodifizierenden Therapie bezüglich der bulbären Funktion ein ebenso erfreuliches Ansprechen auf die Therapie zeigen wie in Bezug auf ihre motorische Funktion [79].

7.2. Gedeihen

Es konnte gezeigt werden, dass sowohl Unter- als auch Übergewicht bei Patienten mit SMA mit Zunahme der Morbidität einhergehen [80]. Patienten mit SMA zeigen eine spezifische Körperzusammensetzung mit erhöhtem Fettgewebsanteil, der über die Zeit zunimmt [80]. Sproule et al. demonstrierten, dass die Messung des BMIs (*Body Mass Index*) alleine bei Patienten mit SMA keinen Rückschluss auf Unter- oder Übergewicht machen kann und anhand der gängigen Wachstumskurven bei gesunden Kindern kann deswegen auch ein idealer BMI bei Patienten mit SMA nicht abgeleitet werden [81]. Bei den jüngeren und schwer betroffenen Patienten ist das Untergewicht aber häufig die führende Problematik, wobei sich auch hier die Normwerte für Patienten mit SMA von der gesunden Vergleichsgruppe unterscheiden. In einer erst kürzlich durchgeführten Studie haben De Amicis et al. Wachstumskurven für Kinder mit spinaler Muskelatrophie ohne krankheitsmodifizierende Therapie erstellt [82]. Daten zum Gedeihen unter krankheitsmodifizierenden Therapien fehlen allerdings noch. Trotz teils fehlender Normwerte erscheint es aber durchaus sinnvoll, bei Patienten mit SMA regelmäßig Gewicht und Größe zu messen, um vor allem auch den individuellen Verlauf der jeweiligen Parameter ablesen zu können.

Untergewicht hat eine verminderte Energiebereitstellung zur Folge, was wiederum Auswirkungen auf die Muskelfunktion hat. Zudem sind Konzentrationsschwierigkeiten in Zusammenhang mit Untergewicht beschrieben. Weiter kann es bei starkem Untergewicht zu Wundheilungsstörungen und Immunschwäche kommen. Bei kachektischen Patienten ist auch die Hilfsmittelanpassung erschwert und Decubiti häufen sich.

Untergewicht wird bei Säuglingen mit SMA Typ 1 häufig beobachtet und ist bedingt durch die erschwerte Nahrungsaufnahme bei vermindertem Saug und Schluckvermögen, aber auch durch die vermehrte Atemarbeit. Weiter ist Untergewicht ein Problem bei SMA-Patienten, die das Sitzen erreichen und mit Fortschreiten der Erkrankung eine bulbäre Symptomatik entwickeln und bei denen die Einschränkung der motorischen Funktion das selbstständige und effiziente Essen erschwert. Mit dem Ziel unter Zufuhr der notwendigen Nährstoffe und suffizienter Flüssigkeitsmenge ein angemessenes Gewicht zu erreichen, wird eine Sondierung der Nahrung über eine nasogastrale Sonde oder über eine perkutane endoskopische Gastrostomie oder Jejunostomie (PEG oder PEJ) notwendig. Bei gehfähigen Patienten mit SMA kann ein Gewichtsverlust neben der Möglichkeit einer bulbären Dysfunktion auch ein Hinweis für eine nächtliche Hypoventilation sein bei im Übrigen fehlender Tagessymptomatik.

Auf der anderen Seite entwickeln v.a. ältere Kinder und junge Erwachsene mit SMA Übergewicht. Ursachen für Übergewicht sind die eingeschränkte Mobilität und suboptimale Ernährung, aber auch ein nachgewiesener verringerter Ruheenergieverbrauch [83]. Übergewicht kann eine zusätzliche Mobilitätseinschränkung bedeuten, neben den allgemeinen internistischen Folgeerscheinungen.

7.3. Gastrointestinale Symptomatik

In einem Mausmodell lieferten Gombash et al. Hinweise, dass die fehlende Expression von SMN direkte Auswirkung auf die Funktionalität des Gastrointestinaltraktes hat und somit davon ausgegangen werden muss, dass die gastrointestinale Symptomatik bei SMA, wie Dysphagie, gastroösophagealer Reflux, verzögerte Magenentleerung und Obstipation, zwar indirekt durch die neuromuskuläre Beeinträchtigung beeinflusst wird, aber auch in direktem Zusammenhang mit dem Fehlen von SMN-Protein stehen könnte [84].

Auch muss den anatomischen Verhältnissen bei ausgeprägter Skoliose Rechnung getragen werden, die einen nicht zu vernachlässigen Einfluss auf den Gastrointestinaltrakt haben mit Symptomen wie rasches Sättigungsgefühl bei Magenkompression oder Passagehindernissen (☞ Abb. 7.1). Ebenfalls können Probleme bei der nicht-invasiven Beatmung Magenüberblähung und somit gastrointestinale Störungen hervorrufen.

Je nach Ausprägung der Klinik wird bei Obstipation mit ausreichender Flüssigkeitszufuhr sowie Änderung der Diät (Fasergehalt), Gabe von Probiotika und laxativer Therapie interveniert. Hinsichtlich des gastroösophagealen Reflux ist auch individuell eine medikamentöse Therapie indiziert. Ebenfalls ist hier die Fundoplicatio nach Nissen zu erwähnen, die sich gemäß der Arbeit von Durkin bei einem ausgewählten Patientenkollektiv positiv auf die Refluxsymptomatik als auch auf den Ernährungszustand der Patienten auswirkte [85].

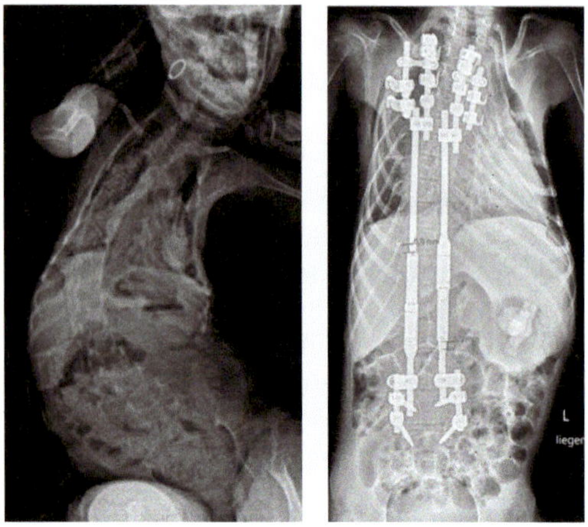

Abb. 7.1: Patientin mit SMA Typ 2 vor und nach Skoliose-Operation.

7.4. Stoffwechsel

In den letzten Jahren nahm die Anzahl an Publikationen, die metabolische Störungen bei SMA nachwiesen, zu und immer mehr wird von einer Systemerkrankung gesprochen. Die fehlende Expression von SMN scheint in diversen Organen nachteilig.

Im Mausmodell konnten bei fehlendem SMN-Protein Auffälligkeiten in der Anatomie des Gastrointestinaltraktes, aber auch Schleimhautauffälligkeiten und Veränderungen der Gefäßversorgung beobachtet werden [69]. Somit bestehen nebst der teilweise erschwerten oralen Nährstoffaufnahme auch Auffälligkeiten in der Absorption und Verstoffwechselung verschiedener Substrate. Zahlreiche Arbeiten stellen zudem die Verbindung von SMA zu Fettstoffwechsel-, Glucosestoffwechsel- und Aminosäurenstoffwechselstörungen dar.

Von großer klinischer Relevanz im akuten Setting ist das erhöhte Risiko von Patienten mit SMA für Hypoglykämien, das der reduzierten Speicherkapazität, dem erhöhten Verbrauch, aber auch einem veränderten Glucosemetabolismus geschuldet ist. Hier besteht die klare Empfehlung Nüchternzeiten auf einem Minimum zu halten, insbesondere bei Stress, wie Infekten oder Operationen. Eine Hypoglykämie hat bei Patienten mit SMA unmittelbar zur Konsequenz, dass die verbleibende Muskelkraft abnimmt und so z.B. die Atmung eingeschränkt wird. Das kann vor allem im postoperativen Setting bedeuten, dass eine Extubation nur verzögert erfolgen kann. Ebenfalls zu beachten sind Elektrolytstörungen, wie Hypokaliämien und Störungen der Calciumhomöostase.

Von großer klinischer Relevanz in der längerfristigen Betreuung ist, dass SMA-Patienten ein erhöhtes Risiko für Prädiabetes zeigen. Die daraus resultierenden konkreten Implikationen im klinischen Alltag sind noch nicht untersucht, aber regelmäßige Kontrollen des HbA_{1c} und des Nüchternblutzuckers sind höchstwahrscheinlich mit Beginn der Pubertät indiziert [86]. Es konnte auch nachgewiesen werden, dass Patienten mit SMA häufig einen Mangel an Vitamin A, D, E, K, Folat, Calcium und Magnesium zeigen [69, 80, 87, 88]. In Kombination mit der eingeschränkten Bewegung muss hier speziell auf die Knochengesundheit geachtet werden, um das Frakturrisiko gering zu halten, aber auch Knochenschmerzen entgegenzuwirken.

Die Nahrungsmenge und -zusammensetzung hängt von dem jeweiligen Bedarf ab und es bestehen diverse Empfehlung diesbezüglich. Allerdings ist keine dieser Empfehlungen bisher für Patienten mit SMA validiert [89]. Eine spezialisierte Ernährungsberatung zur regelmäßigen Evaluation des individuellen Nährstoffbedarfs ist gängige Praxis. Berücksichtigt müssen bei SMA-Patienten mit schwerer Symptomatik die gesteigerte Atemarbeit genau gleich wie bei rollstuhlpflichtigen Patienten die verminderte Aktivität.

7.5. Psychosoziale Aspekte des Essens

Die Nahrungsaufnahme gehört zu den grundlegenden Bedürfnissen von uns Menschen und sollte mit Wohlbefinden assoziiert sein. Die gemeinsamen Mahlzeiten sind eine alltägliche und wichtige Zeit im Leben einer Familie. Mahlzeiten können angespannt sein bei häufigem Ermahnen mehr oder weniger zu essen, was die Betroffenen und die Eltern gleichermaßen unter Druck setzt. Kinder mit SMA bedürfen im Vergleich zu gesunden Geschwistern womöglich mehr Unterstützung beim Essen und oftmals brauchen sie auch mehr Zeit zu essen. Die verlängerte Dauer der Mahlzeiten führt häufig dazu, dass die Kinder, um z.B. mit ihren Geschwistern nach dem Essen spielen zu können, die Mahlzeit vorzeitig abbrechen, was die Wichtigkeit sozialer Partizipation unterstreicht. Bei der Beratung von Familien mit (einem) betroffenen Kind(-ern) sollten diese Gesichtspunkte nicht außer Acht gelassen werden.

	Klinische Symptome	Diagnostik	Versorgung / Therapie
Nicht-sitzfähige Patienten	Akute Erkrankung/ Operation	Blutzucker- und Elektrolytkontrollen	Nüchternzeiten minimieren (<6 h), ggf. Glucosegabe und Korrektur der Elektrolytstörungen
	Bulbäre Dysfunktion mit Schluckstörung	Regelmäßige logopädische Evaluation, ggf. Breischluck, ggf. video-laryngoskopische Schluckdiagnostik	Sondierung der Nahrung über eine nasogastrale Sonde oder PEG / PEJ
	Fütterstörung, Gedeihstörung	Gewichtskontrollen, Ernährungsberatung, logopädische Evaluation	Ausreichende Kalorienzufuhr, Sondenernährung
	Refluxsymptomatik		Medikamentöse Therapie, ggf. Fundoplicatio
	Obstipation		Änderung der Diät (Fasergehalt), Gabe von Probiotika und laxativer Therapie
	Osteoporose	Kontrolle Vitamin-D-Spiegel, Knochendichtemessung	Substitution von Vitamin D und Calcium, ggf. Therapie mit Bisphosphonaten
Sitzfähige Patienten	Akute Erkrankung/ Operation	Blutzucker- und Elektrolytkontrollen	Nüchternzeiten minimieren (Dauer abhängig vom individuellen Ernährungszustand), ggf. Glucosegabe und Korrektur der Elektrolytstörung
	Bulbäre Symptome mit Dysphagie, Fütterstörung verlängerten Mahlzeiten	Anamnese, logopädische Evaluation, ggf. video-laryngoskopische Schluckdiagnostik	Logopädie, Modifikation der Speisen (z.B. Pürieren, Andicken), Ergotherapie / Hilfsmittelversorgung bei Schwäche der oberen Extremitäten, ggf. Sondenernährung
	Unter- oder Übergewicht	Regelmäßige Gewichtskontrollen, Ernährungsberatung	Logopädie, Änderung der Diät (angepasste Kalorienzufuhr), körperliche Aktivität bei Übergewicht, bei Untergewicht ggf. Sondenernährung
	Obstipation		Änderung der Diät (Fasergehalt), Gabe von Probiotika und laxativer Therapie
	Osteoporose	Kontrolle Vitamin-D-Spiegel, Knochendichtemessung	Substitution von Vitamin D und Calcium, ggf. Therapie mit Bisphosphonaten
Gehfähige Patienten	Akute Erkrankung/ Operation	Blutzucker- und Elektrolytkontrollen	Nüchternzeiten minimieren
	Unter- oder Übergewicht	Regelmäßige Gewichtskontrollen, Ernährungsberatung	Änderung der Diät (angepasste Kalorienzufuhr), körperliche Aktivität
	Osteoporose	Kontrolle Vitamin-D-Spiegel, Knochendichtemessung	Substitution von Vitamin D und Calcium, ggf. Therapie mit Bisphosphonaten

Tab. 7.1: Übersicht zu klinischen Symptomen, Diagnostik und Versorgung bei nicht-sitzfähigen, sitzfähigen und gehfähigen Patienten.

Orthopädische Versorgung

8. Orthopädische Versorgung

Kinder und Jugendliche mit Spinaler Muskelatrophie (SMA) Typ 1 und 2 zeigen schon frühzeitig orthopädische Probleme. Während Hüftluxationen, Fußdeformitäten und Kontrakturen besonders der unteren Extremitäten die Lebensqualität, Sitz- und Stehfähigkeit sowie die Pflegbarkeit einschränken können, kommt der progressiven Wirbelsäulendeformität bei SMA-Kindern durch den Einfluss auf den Thorax und damit indirekt auf die Lungenfunktion eine besondere Bedeutung zu [90-92]. Die prognostisch limitierende Lungenfunktion, die von der schwindenden Kraft der Atemmuskulatur, dem im Wachstum zurückbleibenden Thoraxvolumen sowie der reduzierten Compliance bestimmt wird [92, 93], wird negativ synergistisch durch die Wirbelsäulen- und Thoraxdeformität beeinflusst, was zu einem ausgeprägten Thorax-Insuffizienz-Syndrom [94] führt.

Kinder mit unbehandelter SMA Typ 1 entwickeln bereits im ersten Lebensjahr eine Skoliose [95, 96], die in der Vergangenheit in der Mehrzahl der Fälle keiner kinderorthopädischen Therapie zugeführt wurde. Die Inzidenz der Skoliose bei Kindern mit unbehandeltem Typ 2 beträgt 90-100 % [92, 95, 97] und tritt etwa mit drei Jahren auf [92, 95, 98]. Die inhomogene Gruppe der Patienten mit unbehandelter SMA Typ 3 entwickelt weniger häufig und zeitlich später eine Wirbelsäulendeformität [91, 95]. Die in der Mehrzahl der schwerer betroffenen SMA-Kinder großbogige C-förmige Skoliose [90-92] wird durch einen Beckenschiefstand verstärkt und kann in einem massiven Rumpfüberhang mit Sitzinstabilität resultieren. Wirbelsäulendeformitäten bei SMA zeigen oft eine schnelle und erhebliche Progredienz, die anders als bei z.B. der idiopathischen Skoliose, die eine Wachstumsstörung darstellt, auch nach Wachstumsabschluss fortschreitet [99, 100].

Die Bedeutung neuerer medikamentöser oder genetischer Therapien für die Inzidenz der Wirbelsäulendeformität bei SMA ist bisher unbekannt. Während bei frühzeitig behandelten Kindern mit SMA Typ 2 die Wirbelsäulendeformität zu einem späteren Zeitpunkt aufzutreten scheint, zeichnet sich bei behandelten Kindern mit SMA Typ 1, die die Sitzfähigkeit erlangen, die sehr frühe Entwicklung einer progredienten Kyphoskoliose ab (☞ Abb. 8.1). Der relativ gesehen große und schwere Kopf erfährt durch eine Hyperlordose der Halswirbelsäule eine gewisse Abstützung, was dann kompensatorisch häufig zu einer hochthorakalen Kyphose führt. Vermutlich zusätzlich begünstigt durch eine Osteoporose bei SMA [101] kommt es schnell zu progredienten Deformitäten, die besonders im hochthorakalen Bereich konservativ wie operativ schlecht zu beherrschen sind. Daher kommt einer präventiven guten Sitzschalenanpassung und Vermeidung vom freien Sitzen bei sehr jungen SMA-Kindern ohne adäquate Kopfkontrolle eine große Bedeutung zu.

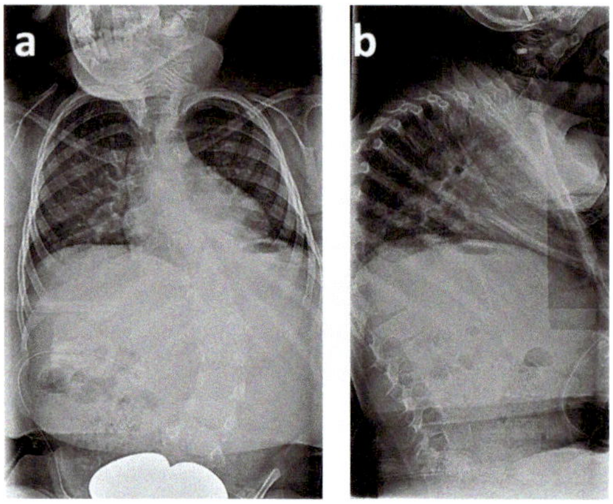

Abb. 8.1: Zweijähriges Mädchen mit SMA Typ 1 nach Gentherapie im Alter von 8 Monaten. **a:** Anterior-posteriore Röntgenaufnahme im Sitzen zeigt eine links-konvexe Skoliose; **b:** Im sitzenden lateralen Röntgenbild ist die ausgeprägte thorakale Kyphose mit Ventralverlagerung des seitlichen Lots sichtbar.

Auch wenn unbestritten die **physiotherapeutische Behandlung** bei SMA-Kindern einen großen Stellenwert einnimmt und besonders in Hinblick auf die Verbesserung bzw. Vermeidung von Kontrakturen der unteren Extremität für ein erfolgreiches "SMA-Wirbelsäulenkonzept" unerlässlich ist, so ist ein Aufhalten oder eine Verbesserung der Wirbelsäulendeformität bei SMA-Kindern durch Physiotherapie nicht möglich [102-104]. Ist eine Skoliose erst einmal vorhanden, so nimmt diese im Allgemeinen stetig zu. Je nach medikamentöser Therapie, neuromuskulärem Status und der Allgemeinverfassung des Kindes kann die Progression in unterschiedlichen Lebensphasen verschieden schnell stattfinden. Lange Krankheitsphasen mit Bettlägerigkeit begünstigen eine schnelle Deformitätenzunahme.

Das Ziel einer **Korsett-Therapie** bei SMA besteht darin, die Progression der Wirbelsäulenverkrümmung zu verlangsamen bzw. aufzuhalten, die Sitzfähigkeit zu erhalten bzw. zu verbessern und dies möglichst zu erreichen, ohne die Lungenfunktion zu kompromittieren. Letztere nimmt durch das Anlegen eines Korsetts teils deutlich ab [105] und mehrere Studien konnten zeigen, dass bei SMA-Patienten die Progredienz der Wirbelsäulendeformität durch Korsett nicht zu beeinflussen ist [91, 106-108]. Eine Korsett-Therapie kann daher in Einzelfällen oder zur kurzzeitigen Überbrückung sinnvoll sein, ist aber prinzipiell bei SMA-Kindern – auch in Hinblick auf den negativen Effekt auf die Lungenfunktion – sehr kritisch zu sehen. Häufig führen Korsette dazu, dass Patienten, Familien und Behandler das Gefühl haben, alles gegen eine Zunahme der Wirbelsäulendeformität zu unternehmen, während diese trotzdem massiv zunimmt und dadurch im Verlauf schlechter zu behandeln ist.

Eine progrediente Wirbelsäulendeformität bei SMA wird im Allgemeinen **operativ** behandelt. Hier ist zur Vermeidung von Komplikationen eine sorgfältige Planung inklusive einer Osteoporosebehandlung, die präoperativen Abklärungen, ein interdisziplinäres intra- und postoperatives Management von großer Bedeutung [97, 109]. In unserer Klinik wird regelhaft eine zweizeitige stationäre Abklärung zur Risikoprofilerfassung interdisziplinär durchgeführt. Allen SMA-Kindern wird für den postoperativen Verlauf eine nicht-invasive Beatmung angepasst, um die Beatmungszeit mit Tubus zu reduzieren und das Risiko für eine Tracheostomaanlage zu minimieren. Dieses Konzept, ebenso wie ein sorgfältiges intraoperatives anästhesiologisches Gerinnungsmanagement, scheint das Outcome erheblich zu verbessern.

Zum jetzigen Zeitpunkt ist der operative Behandlungsstandard einer relevanten Wirbelsäulendeformität bei SMA Typ 1 und 2 eine **dorsale Spondylodese** (Wirbelsäulenversteifung) von hochthorakal (meistens Brustwirbel 2) bis tief-lumbal (Lendenwirbel 5) oder bis zum Becken [110, 111]. Damit ist eine Rumpfstabilität im Sitzen gewährleistet bei freier Halswirbelsäulenbeweglichkeit und Beugefähigkeit in den Hüften. Die Wahl der Implantate ist individuell, wobei ein Pedikel-Stab-System aktuell zu guten Ergebnissen zu führen scheint [110]. Bei der Wahl der Implantate sind veränderte Formen der Wirbelkörper bei SMA mit verminderter Wirbelkörpertiefe und kleine Pedikelstrukturen, in denen die Schrauben platziert werden, zu beachten [112, 113]. Die bei SMA vorliegende Osteoporose kann bei der Implantatverankerung zu Problemen führen [101]. Bei intrathekaler Medikamentengabe sollte entweder aktiv ein Zugang mit entsprechender Dokumentation oder ggf. eine Kathetereinlage erfolgen [114, 115]. Eine dorsale Spondylodese sollte wegen eines möglichen Crankshaft-Phänomens und dem negativen Effekt auf das Brustkorbwachstum frühestens ab 10 Jahre erfolgen oder abhängig vom individuellen Reifungszustand noch später stattfinden.

Als Interimslösung bis zur Durchführung einer dorsalen Spondylodese und zur Beherrschung der progressiven Wirbelsäulendeformität beim jungen SMA-Kind werden sogenannte **wachstumsfreundliche Implantate** eingesetzt. Im Prinzip wird hier eine minimale Fixierung, um Autofusionen zu vermeiden [116], mit einer regelmäßigen Distraktion der Implantate, um Wirbelsäulen- und Thoraxwachstum zu ermöglichen [117, 118], kombiniert. Gängige wachstumsfreundliche Implantate werden alle sechs Monate operativ verlängert. Für SMA-Kinder werden neben dem erhöhten Narkoserisiko durch die wiederholten Eingriffe derzeit auch ungünstige, neurokognitive Effekte diskutiert [119-121]. Für wachstumsfreundliche Implantate sind in der Literatur 0,4 bis 2,6 Komplikationen pro Patient beschrieben [122-127].

Wegen dieser Problematiken sind daher gerade für SMA-Kinder von extern zu steuernde Implantate günstig, welche an der Wirbelsäule selber oder parallel mit einer Rippen-zu-Beckenkamm-Abstützung implantiert werden [128-130]. Für letztere Implantationstechnik konnte unsere Arbeitsgruppe sehr gute kurz- und mittelfristige Ergebnisse ebenso wie bessere Ergebnisse bei vorbehandelten Kinder bei der dorsalen Spondylodese zeigen [111, 131, 132] (☞ Abb. 8.2). Um einem physiologischen Wachstum Rechnung zu tragen, werden ambulant von extern alle drei Monate kurze Verlängerungen der wachstumsfreundlichen Implantate vorgenommen.

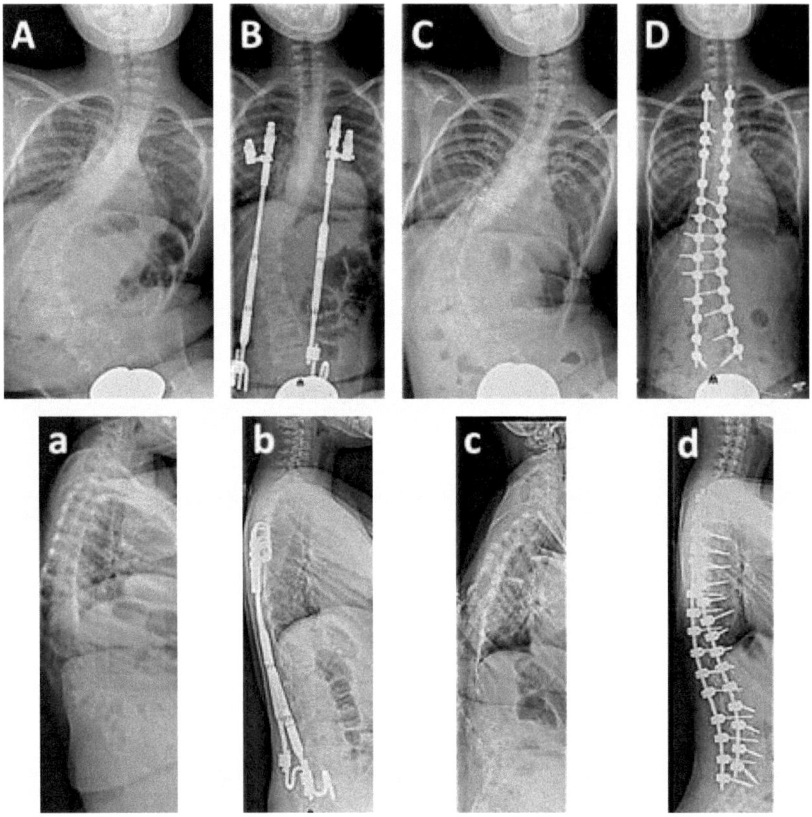

Abb. 8.2: Anterior-posteriores (**A**) und laterales (**b**) Röntgenbild einer achtjährigen Patientin mit SMA Typ 2 mit rechts konvexer Skoliose von 88° (**A**) und atypischer Kyphose im thorakolumbalen Übergang (**a**). Korrektur der Wirbelsäulendeformität durch bilaterale MAGEC®-Implantate mit Rippe-zu-Beckenkamm-Fixierung (**B, b**). Die Implantate sind hier bereits einmal ausgefahren worden (Pfeil). Nach fünf Jahren Behandlung (**C, c**) mit wachstumsfreundlichen Implantaten zeigt sich nach der Metallentfernung vor dorsaler Spondylodese eine nahezu identische Deformität wie im Alter von acht Jahren. Ergebnis nach dorsaler Spondylodese im Alter von 12 Jahren (**D, d**).

Versorgungskonzepte der unteren Extremität sollten darauf abzielen, dass die **Füße** plantigrad (ohne Spitz- oder Klumpfußdeformität) aufgestellt werden können. Dies ist sowohl für eine gute Sitzposition als auch für ein Stehtraining unerlässlich. Primär sind die Füße eigentlich immer weich und redressierbar, so dass mit einer frühzeitigen konsequenten knöchelhohen Orthesenversorgung dies Ziel erreicht wird. Sind die Füße erst kontrakt und fehlgestellt, so sind auch aufgrund der starken Schmerzempfindlichkeit konservative Redressionsversuche frustran und im Allgemeinen müssen dann operative Korrekturen erfolgen.

Kontrakturen von Knie- und Hüftgelenken, ebenso wie **Hüftluxationen** oder **Subluxationen**, treten bei nicht gehfähigen SMA-Kindern regelhaft auf [133]. Besonders die Hüft- und Kniegelenkskontrakturen können die Pflegbarkeit empfindlich einschränken und ein Stehtraining behindern. Konservative Dehnung und ein Galileo-Vibrationstraining scheinen eine starke Progression aufhalten zu können [134]. Der Stellenwert operativer muskelverlängernder Maßnahmen ist umstritten und ein Effekt oft nur kurzzeitig. Dies gilt ebenso für Hüftrekonstruktionen bei Kindern mit Hüftluxationen oder Subluxationen. Hier wird in der Literatur eindeutig von besseren Ergebnissen in Bezug auf Schmerz und Funktion in der nichtoperativ behandelten Gruppe berichtet [135, 136]. Die Einordnung operativer Hüftrekonstruktionen bei Kindern, die die neuartigen medikamentösen Therapien erhalten haben, bleibt abzuwarten.

Medikamentöse Therapieansätze

9. Medikamentöse Therapieansätze

Für die Behandlung der 5q-assoziierten Spinalen Muskelatrophie (SMA) sind in Deutschland derzeit drei genmodifizierende Medikamente zugelassen, die sich in ihrem Wirkprinzip und in der Applikationsweise unterscheiden. Während bei der Gentherapie mit Onasemnogen-Abeparvovec (Zolgensma®) das defekte *SMN1*-Gen ersetzt wird, modifizieren Nusinersen (Spinraza®) und Risdiplam (Evrysdi®) das Splicing des *SMN2*-Gens und führen so zu einer höheren Konzentration an funktionsfähigem SMN-Protein (☞ Abb. 9.1 und Kap. 2.).

Für alle drei Medikamente konnten in klinischen Studien Verbesserungen des beatmungsfreien Überlebens und der motorischen Funktion nachgewiesen werden. Auch zeigt sich bei den drei Therapien in ähnlicher Weise, dass der Therapieerfolg vor allem vom Zustand des Patienten bei Therapiebeginn abhängt. Während die Therapieeffekte bei fortgeschrittenem Krankheitsstadium sehr begrenzt sind, kann eine präsymptomatische Therapie bei allen drei Medikamenten zu einer fast normalen motorischen Entwicklung führen. Diese Erkenntnis hat in Deutschland und vielen anderen Ländern dazu geführt, einen genetischen Test auf SMA in das allgemeine Neugeborenenscreening aufzunehmen (☞ Kap. 4.1.). Leider wurden alle drei Medikamente nur in einarmigen oder placebokontrollierten Studien untersucht, so dass keine direkt vergleichenden Daten vorliegen. Der indirekte Vergleich ist aufgrund unterschiedlicher Studienkohorten, Zielkriterien und Beobachtungsdauern mit erheblichen Unsicherheiten verbunden. Die therapeutische Entscheidung bleibt eine Einzelfallentscheidung, bei der Alter des Patienten, ggf. AAV9-Titer, Wirbelsäulenverkrümmungen, Compliance und die Wünsche des Patienten bzw. der Sorgeberechtigten wichtige Entscheidungsgrundlagen sind. Die systematische Evaluation der Therapien ist essenziell, um im Einzelfall Wirksamkeit und Nebenwirkungen beurteilen zu können, aber auch um zukünftig evidenzbasierte Therapieentscheidungen treffen zu können. Hierfür sind eine standardisierte Evaluation der Wirksamkeit (☞ Kap. 5.) sowie Erfassung von Nebenwirkungen auch nach der Markteinführung erforderlich.

Für alle zugelassenen Therapien werden im deutschsprachigen Raum über das krankheitsspezifische SMArtCARE-Register weitere Daten gesammelt, so dass mittelfristig mehr Informationen zur Wirksamkeit und Sicherheit zur Verfügung stehen werden.

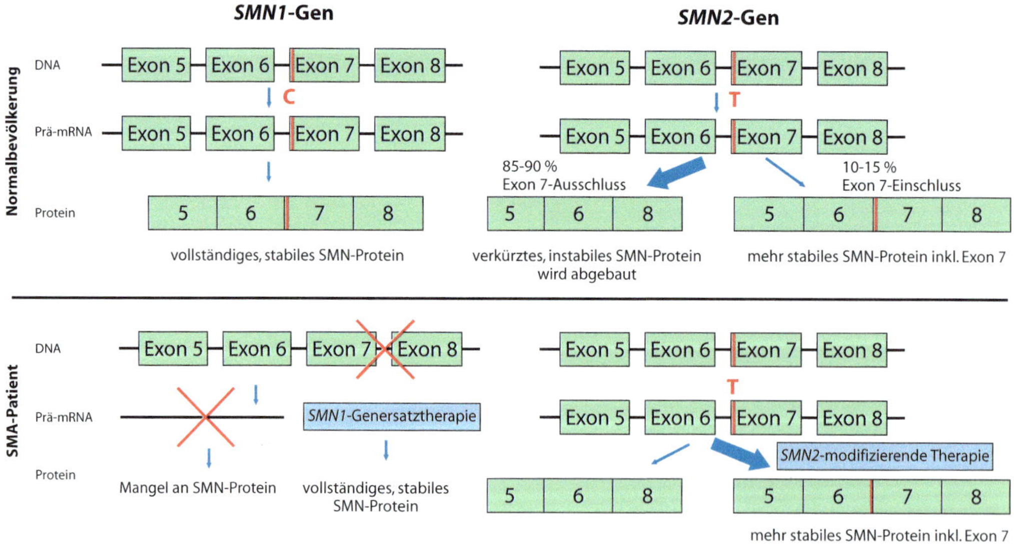

Abb. 9.1: Schematische Darstellung des *SMN1*- und *SMN2*-Gens und der unterschiedlichen Ansatzpunkte der genmodifizierenden Therapien.

Wirkstoff (Handelsname)	Zulassung	Applikation	Frequenz	Nebenwirkungen
Nusinersen (Spinraza®)	Alle Patienten mit genetisch gesicherter 5q-SMA	Intrathekal	4 Aufsättigungsdosen, dann Erhaltungsdosen alle 4 Monate	• Belastung durch intrathekale Applikation, v.a. bei Skoliose • Hydrocephalus möglich
Onasemnogen-Abeparvovec (Zolgensma®)	SMA Typ 1 oder bis zu 3 *SMN2*-Kopien*	Intravenös	Einmalig	• Leberfunktionsstörung Thrombotische Mikroangiopathie • Therapie irreversibel • Wenig Erfahrung bei Kindern >2 Jahre
Risdiplam (Evrysdi®)	SMA Typ 1, 2 oder 3 oder bis zur 4 *SMN2*-Kopien	Oral	Täglich	• Gastrointestinale UAW möglich

Tab. 9.1: Übersicht über zugelassene Medikamente zur Behandlung der 5q-SMA. UAW = unerwünschte Arzneimittelwirkung. * Dosierungsangaben in der Fachinformation bis 21 kg.

9.1. Nusinersen

9.1.1. Wirkmechanismus und Pharmakokinetik

Nusinersen ist ein synthetisches Antisense-Oligonukleotid. Hierbei handelt es sich um komplementäre RNA-Moleküle, die selektiv an RNA binden und dadurch die Genexpression beeinflussen. Nusinersen ist eine aus 18 Nukleotiden bestehende einzelsträngige Nukleinsäure, die mit Methoxyethylgruppen (MOE) modifiziert wurde. Es bindet und blockiert auf Prä-mRNA-Ebene den Splicing-Silencer ISS-N1 in direkter Nachbarschaft von Exon 7 des *SMN2*-Gens. Durch diese Blockade kommt es zu einer erhöhten Inklusion von Exon 7 beim Spleißen von *SMN2* und damit zu einer vermehrten Produktion von SMN-Protein in voller Länge [137].

Verschiedene Studien im Mausmodell zeigten, dass der systemische Einsatz von Antisense-Oligonukleotiden durch Blockade von ISS-N1 zu einer deutlichen Lebensverlängerung führt [137, 138]. Da die Blut-Hirn-Schranke beim Primaten im Vergleich zum Mausmodell weniger durchlässig für Antisense-Oligonukleotide ist, erfolgt die Gabe hier intrathekal, um ausreichende Konzentrationen im Zentralnervensystem zu erzielen.

Die Halbwertszeit von Nusinersen im Liquor betrug in den Dosisfindungsstudien bei Affen 102-111 Tage. Bei pädiatrischen Patienten zeigt sich eine mediane Halbwertszeit von 163 Tagen, woraus sich das Dosierungsintervall von vier Monaten ergibt [139].

9.1.2. Klinisches Studienprogramm

Neben den Dosisfindungsstudien waren insbesondere zwei doppelblinde, randomisierte und placebokontrollierte Studien für die Zulassung relevant. In der ENDEAR-Studie wurden 121 Säuglinge mit früh beginnender SMA im Alter von bis zu 7 Monaten im Verhältnis 2:1 der Nusinersen- bzw. der Placebogruppe zugeteilt. Bereits in der Zwischenanalyse zeigte sich in Bezug auf die motorische Verbesserung anhand der HINE-2-Skala als primäres Zielkriterium ein signifikanter Gruppenunterschied. In der Nusinersen-Gruppe zeigten 21 von 51 Säuglingen (41 %) eine motorische Verbesserung in der HINE-2-Skala, während dies in der Kontrollgruppe bei keinem von 27 Säuglingen (0 %) beobachtet wurde. Die Studie wurde darauf vorzeitig abgebrochen und alle Patienten erhielten die Therapie mit Nusinersen. In der finalen Analyse zeigte sich, dass in der Nusinersen-Gruppe 39 % der Säuglinge verstarben oder eine Dauerbeatmung benötigten, während der Anteil in der Kontrollgruppe bei 68 % lag [76]. In der CHERISH-Studie wurden Kinder mit später beginnender SMA ebenfalls im Verhältnis 2:1 randomisiert. Insgesamt wurden 126 Kinder mit SMA Typ 2 im

Alter von 2 bis 9 Jahren eingeschlossen. Primäres Zielkriterium war die Veränderung der Gesamtpunktzahl im HFMSE nach 15 Monaten Beobachtungsdauer. In der präspezifizierten Zwischenanalyse zeigte sich ein signifikanter Unterschied der mittleren Veränderung im HFMSE zwischen der Nusinersen-Gruppe (+4 Punkte) und der Kontrollgruppe (–1,9 Punkte). Auch diese Studie wurde vorzeitigt abgebrochen und alle Patienten mit Nusinersen behandelt [140].

Die NURTURE-Studie untersucht den Einsatz von Nusinersen bei präsymptomatischen Patienten. In einer offenen, einarmigen Studie wurden 25 Neugeborene mit genetisch gesicherter SMA und 2 oder 3 *SMN2*-Kopien eingeschlossen. Neben der genetisch gesicherten Diagnose musste die Therapie spätestens im Alter von 6 Wochen begonnen werden, es durften keine Symptome der SMA vorliegen und die Amplitude des CMAP am N. ulnaris musste mindestens 1 mV betragen. Primäres Zielkriterium ist das Überleben ohne Beatmung von mehr als 6 Stunden pro Tag. Sekundäres Zielkriterium ist unter anderen das Erreichen der motorischen Meilensteine nach WHO. Die Studie hat eine Laufzeit von fünf Jahren. Eine Zwischenauswertung nach einer medianen Beobachtungsdauer von 35 Monaten zeigte, dass alle 25 Kinder ohne die Notwendigkeit einer Dauerbeatmung überlebten. Alle 25 Kinder erreichten die freie Sitzfähigkeit und 22 von 25 erreichten die freie Gehfähigkeit nach WHO-Kriterien. Die drei Kinder ohne Erreichen der freien Gehfähigkeit hatten zwei *SMN2*-Kopien. 21/25 erreichten die freie Sitzfähigkeit und 16/22 die freie Gehfähigkeit altersgerecht, d.h. innerhalb der 99. Perzentile der WHO-Zeitfenster für gesunde Kinder [79].

Nusinersen wurde 2017 von der Europäischen Arzneimittelagentur (EMA) zur Behandlung von Patienten mit genetisch gesicherter 5q-assoziierten SMA ohne Einschränkung in Bezug auf das Alter oder den Schweregrad zugelassen. Seitdem wurden zahlreiche weitere Beobachtungsstudien mit unterschiedlicher Beobachtungsdauer publiziert. Im deutschsprachigen Raum wird der Krankheitsverlauf der meisten Patienten in dem SMArtCARE-Register erfasst.

Hagenacker et al. beschreiben die Verlaufsbeobachtung von 139 erwachsenen Patienten mit SMA. Eine klinisch relevante Verbesserung von mindestens 3 Punkten in der HFMSE-Skala wurde bei 35 von 124 Patienten nach 6 Monaten, bei 33 von 92 Patienten nach 10 Monaten und bei 23 von 57 Patienten nach 14 Monaten beobachtet [141].

Bei der längerfristigen Behandlung von Patienten mit SMA Typ 1 mit Nusinersen zeigte sich in einer Gruppe von 143 Patienten aus dem SMArtCARE-Register, dass bei Behandlungsbeginn in den ersten beiden Lebensjahren bessere Ergebnisse erzielt wurden als bei späterem Beginn. Ein Viertel der Patienten erreicht unter Therapie mit Nusinersen die freie Sitzfähigkeit. Trotz der Therapie mit Nusinersen wurde bei einigen Patienten eine Atemunterstützung und/oder Sondenernährung erforderlich [78]. Dies trat allerdings deutlich seltener auf als im natürlichen Krankheitsverlauf zu erwarten. Bei Kindern, die vor Therapiebeginn mindestens die freie Sitzfähigkeit erreicht hatten (SMA Typ 2 und 3), zeigten sich in einer Kohorte von 256 Patienten, dass 32 % eine klinisch relevante Verbesserung von mindestens 2 Punkten im RULM und 25 % von mindestens 3 Punkten im HFMSE erreichten. 9 % der Patienten erreichten nach Therapiebeginn einen neuen motorischen Meilenstein (Sitz- oder Gehfähigkeit), während keine Meilensteine verloren gingen [142].

Bei gehfähigen Kindern und Erwachsenen mit SMA zeigte sich bei 31 von 114 pädiatrischen und bei 31 von 117 erwachsenen Patienten eine Verbesserung der Gehstrecke von mindestens 30 Metern im 6-Minuten-Gehtest. Demgegenüber zeigten nur fünf erwachsene Patienten eine Verschlechterung von mehr als 30 Metern und zwei pädiatrische Patienten verloren die Gehfähigkeit [143].

Aktuell laufen weitere klinische Studien, um zu prüfen, ob höhere Dosierungen von Nusinersen möglicherweise der aktuell zugelassenen Standardtherapie überlegen sind.

9.1.3. Sicherheit

Bei den Zulassungsstudien ENDEAR und CHERISH waren die meisten unerwünschten Ereignisse auf die Grunderkrankung zurückzuführen und es zeigten sich kaum Unterschiede zwischen der Behandlungsgruppe und der Kontrollgruppe. Auch aus den Beobachtungsstudien ergeben sich keine eindeutigen Hinweise auf medikamentenspezifische Nebenwirkungen. Nicht selten sind jedoch Nebenwirkungen im Zusammenhang mit der Lumbalpunktion. So berichteten erwachsene Patienten im Verlauf der Therapie mindestens einmal über Kopfschmerzen (35 %), Rückenschmerzen (22 %) oder Übelkeit (11 %) [141].

Nach subkutaner oder intravenöser Anwendung anderer Antisense-Oligonukleotide wurden Thrombozytopenie, Gerinnungsstörungen und eine Nierentoxizität beschrieben. Diese Klasseneffekte wurde aber bisher bei der intrathekalen Anwendung von Nusinersen nicht gehäuft beobachtet.

Nach Markteinführung wurde über das Auftreten eines kommunizierenden Hydrozephalus bei Patienten unter Behandlung mit Nusinersen berichtet, der nicht mit einer Meningitis oder einer Blutung assoziiert war. Einigen Patienten wurde ein ventrikulo-peritonealer Shunt implantiert [144]. Ob hier ein kausaler Zusammenhang mit der Therapie besteht, ist bisher nicht eindeutig geklärt.

Bisher liegen keine oder nur sehr begrenzte Erfahrungen zur Anwendung von Nusinersen in der Schwangerschaft vor. In Toxizitätsstudien an Tieren wurden keine Effekte auf die männliche oder weibliche Fertilität beobachtet. Für potenzielle Effekte auf die Fertilität beim Menschen liegen keine Daten vor.

9.1.4. Praktische Anwendung

Die zugelassene Standarddosierung von Nusinersen beträgt 12 mg Nusinersen in 5 ml Injektionslösung und ist unabhängig vom Alter oder Körpergewicht. Die Behandlung startet mit vier Aufsättigungsdosen an Tag 0, 14, 28 und 63, gefolgt von regelmäßigen Erhaltungsdosen im Abstand von 4 Monaten.

Bei der intrathekalen Applikation sind die üblichen Vorgaben für eine Lumbalpunktion zu beachten. Je nach Alter und Kooperativität kann eine Analgosedierung oder Narkose sinnvoll sein. Da die Lumbalpunktion regelmäßig wiederholt werden muss, sollte auf eine für den Patienten möglichst belastungsarme Durchführung besonders geachtet werden. So kann eine antizipatorische Angst vor der nächsten Gabe vermieden werden.

Nach der Lumbalpunktion wird empfohlen, zunächst eine dem Injektionsvolumen entsprechende Liquormenge (5 ml) zu entnehmen. Die Applikation von Nusinersen erfolgt anschließend als Bolusinjektion über 1 bis 3 Minuten.

Bei komplexen anatomischen Verhältnissen (z.B. Skoliose oder Adipositas) kann eine bildgebende Kontrolle mittels Sonographie oder Computertomographie erforderlich sein. Bei einer eventuell erforderlichen Spondylodese kann intraoperativ ein Fenster in der dorsalen Fusion geschaffen werden, um weiterhin eine Lumbalpunktion zu ermöglichen [114]. Bei komplexen anatomischen Verhältnissen kann die wiederholte Lumbalpunktion allerdings mit einem erheblichen logistischen und zeitlichen Aufwand sowie einer wiederholten Strahlenexposition des Patienten verbunden sein.

Aufgrund fehlender Erfahrungswerte sollte die Anwendung von Nusinersen während der Schwangerschaft vermieden werden. Es ist nicht bekannt, ob Nusinersen bzw. Metabolite in die Muttermilch übergehen, sodass bezüglich des Stillens Nutzen und Risiko für das Kind, aber auch Nutzen der Therapie für die Frau berücksichtigt werden sollten.

9.2. Risdiplam

9.2.1. Wirkmechanismus und Pharmakokinetik

Risdiplam ist ein SMN2-Prä-mRNA-Spleißmodifikator, für den *in vitro* und in Tiermodellstudien gezeigt werden konnte, dass es den *SMN2*-Spleißdefekt korrigiert, indem es die Aufnahme von Exon 7 in das mRNA-Transkript durch Bindung an die 5'-Spleißstelle von Intron 7 und den exonischen Spleißverstärker 2 im Exon 7 in der *SMN2*-Prä-mRNA erhöht [145]. Dadurch wird die Produktion von funktionsfähigem SMN-Protein im ZNS gesteigert [146]. Im Blut konnte eine etwa 2- bis 3-fache Erhöhung des SMN-Proteins unter Behandlung mit Risdiplam gemessen werden. Nach oraler Verabreichung wird Risdiplam schnell absorbiert und erreicht eine maximale Plasmakonzentration nach 1-4 Stunden. Bei einmal täglicher Verabreichung wird nach 7-14 Tagen *Steady State* der Plasmakonzentration erreicht. Dabei ist die Pharmakokinetik von Risdiplam deutlich von Körpergewicht und Alter der Patienten abhängig. Risdiplam verteilt sich gleichmäßig in Körperkompartimenten, einschließlich des ZNS, da es in der Lage ist, die Blut-Hirn-Schranke zu überwinden. Die Konzentrationen von Risdiplam im Plasma und die Erhöhung der SMN-Expression im Blut spiegeln dabei die Verteilung und die pharmakodynamischen Wirkungen in Gehirn und Muskelgewebe wider. Risdiplam wird nach Einnahme überwiegend an Serumalbumin gebunden. Nicht metabolisiertes Risdiplam macht ca. 80 % des zirkulierenden Wirkstoffs aus. Der wichtigste Metabolit ist pharmakologisch inaktiv. Risdiplam wird hauptsächlich durch die Flavin-Monooxygenase 1 und 3 (FMO1 und FMO3) sowie durch mehrere CYP-Isoformen (1A1, 2J2, 3A4 und 3A7) verstoffwechselt. Die Halbwertszeit von Risdiplam beträgt ~50 h bei gesunden Erwachsenen. Leichte oder mittelschwere Leberfunktionsstörungen oder Nierenfunktionsstörungen führen nicht zu deutlich erhöhten Risdiplamspiegeln. Die Sicherheit von Risdiplam bei Patienten mit schwerer Leberfunktionsstörung wurden bisher nicht untersucht.

9.2.2. Klinisches Studienprogramm

Das Studienprogramm zu Risdiplam umfasste unter anderem zwei multizentrische Phase-II/III-Studien zur Wirksamkeit von Risdiplam bei Säuglingen mit Typ 1 SMA (FIREFISH) sowie Kindern und Erwachsenen mit Typ 2 und 3 SMA (SUNFISH) [147, 148]. Die Ergebnisse bildeten die Grundlage für die Zulassung durch die FDA und die EMA. Beide Studien umfassten einen Dosisfindungs- (Teil 1) sowie einen Wirksamkeitsteil mit Risdiplam-Dosierungen auf der Grundlage der Ergebnisse des jeweiligen Teil 1. Nach 24-monatiger Behandlung hatten die Teilnehmer von FIREFISH und SUNFISH die Möglichkeit, an einer offenen Verlängerungsstudie teilzunehmen. Die Wirksamkeit von Risdiplam bei SMA Typ 1 wurde in der offenen FIREFISH-Studie untersucht [149]. Eingeschlossen wurden Säuglinge mit genetisch gesicherter 5q-SMA im Alter von 1-7 Monaten (einschließlich) sowie dem Nachweis von 2 *SMN2*-Kopien. Das mediane Alter beim Auftreten erster Symptome bzw. bei der Aufnahme in die Studie betrug 2,0 Monate und 6,7 Monate in Teil 1 von FIREFISH bzw. 1,5 Monate und 5,3 Monate in Teil 2. Bei vorbestehender Schluckstörung konnte die Gabe von Risdiplam über eine Magensonde erfolgen. Die Patienten wurden in Teil 1 in eine niedrig dosierte sowie eine hoch dosierte Studienkohorte randomisiert, die eine endgültige Risdiplam-Dosis von 0,08 mg/ kg/Tag bzw. 0,2 mg/kg/Tag bis zum 12. Monaten erhielten. In Teil 2 lag die Dosis von Risdiplam bei 0,04 mg/kg/Tag bei Patienten im Alter von >1 Monat und <3 Monaten, 0,08 mg/kg/Tag bei Patienten im Alter von ≥3 Monaten und <5 Monate, und 0,2 mg/kg/Tag bei Patienten, die bei Studienbeginn 5 Monate oder älter waren. Nach Analyse der pharmakokinetischen Daten aus der Dosisfindung wurden diese Dosierungen an die letztlich empfohlenen therapeutischen Dosen von 0,2 mg/ kg/Tag bei Patienten im Alter von <2 Jahren und 0,25 mg/kg/Tag bei Patienten im Alter von ≥2 Jahren angepasst.

Für Teil 2 der FIREFISH-Studie war der primäre Endpunkt der Anteil der Säuglinge, der in der Lage war, mindestens 5 Sekunden ohne Unterstützung zu sitzen. Wichtige sekundäre Endpunkte waren u.a.: Anteil der Patienten mit einer Verbesserung des CHOP INTEND-Wertes um ≥4 Punkte gegenüber dem Ausgangswert; Erreichen motorischer Meilensteine sowie das ereignisfreie Überleben (oder permanente Beatmung bzw. ≥16 h nichtinvasiver Beatmung pro Tag). Nach einem Jahr der Behandlung war fast ein Drittel aller Patienten in der Lage 5 s frei zu sitzen, 17 % waren in der Lage ≥30 s ohne Hilfe zu sitzen. Die meisten Patienten erfuhren eine Verbesserung von ≥4 Punkten gegenüber dem Ausgangswert im CHOP INTEND und erreichten weitere motorische Meilensteine gemäß HINE-2. Ungefähr ein Viertel aller Patienten war in der Lage, gemäß den HINE-2-Kriterien ohne Unterstützung zu sitzen, 22 % waren in der Lage, mit Unterstützung zu stehen. Die meisten Patienten (86 %) waren in der Lage, oral ernährt zu werden (ausschließlich oder in Kombination mit einer Ernährungssonde) [149]. Die meisten Patienten (93 %) lebten nach einem Jahr der Behandlung. Die motorischen Verbesserungen durch Risdiplam-Therapie blieben im zweiten Behandlungsjahr bei den meisten Patienten erhalten.

In der randomisierten, doppelblinden, placebokontrollierten SUNFISH-Studie wurde die Wirksamkeit von Risdiplam bei pädiatrischen und erwachsenen Patienten mit SMA Typ 2 oder 3 untersucht. Eingeschlossen wurden Patienten zwischen 2 und 25 Jahren mit einer bestätigten 5q-SMA. Das Vorhandensein einer Skoliose war kein Ausschlusskriterium. In beiden Studienteilen litten ~70 % an einer Typ 2 SMA. Die meisten Patienten in Teil 2 waren unter 18 Jahre alt (~88 %). In diesem Teil wurden nur nicht-gehfähige Patienten untersucht. Nach Vorliegen der Dosisfindungsergebnisse erhielten die Patienten mit einem Körpergewicht ≥20 kg 5 mg Risdiplam und Patienten mit einem Körpergewicht <20 kg 0,25 mg/kg. Der primäre Endpunkt in Teil 2 war die Veränderung der motorischen Funktion gemessen mit dem MFM32 im Vergleich zum Ausgangswert nach 12-monatiger Behandlung. Wichtige sekundäre Endpunkte waren u.a.: Anteil der Patienten mit einem ≥3-Punkte-Anstieg im MFM32-Score; Veränderung im RULM-Gesamtergebnis; Veränderung der HFMSE-Gesamtpunktzahl und Veränderung der forcierten Vitalkapazität (FVC), Veränderung der von der Pflegeperson berichteten *SMA Independence Scale* (SMAIS). Im Vergleich zu Placebo zeigten sich bei den Teilnehmern von Teil 2 unter Risdiplam signifikante Verbesserungen der motorischen Funktion gemessen mit MFM32- und RULM-Scoring. Die Veränderung des MFM32-Gesamtscores gegenüber dem Ausgangswert war unter Risdiplam signifikant größer als unter Placebo. Es gab keine signifikanten Unterschiede des HFMSE-Scores sowie der FVC zwischen den Behandlungsgruppen. Obwohl Patienten über alle Altersgruppen (2-5 Jahre, 6-11 Jahre, 12-17 Jahre und 18-25 Jahre) entweder eine Verbesserung oder Stabilisierung im MFM32-Gesamtscore zeigten, war der Anteil mit klinisch relevanten Veränderungen in den jüngeren Altersgruppen deutlich höher. Diese Effekte hielten auch bei 24-monatiger Behandlung weiter an. Patienten, die bis Monat 12 Placebo erhalten hatten und dann auf Risdiplam umgestellt wurden, verbesserten sich ebenfalls signifikant im MFM32-Gesamtscore.

Die noch laufende RAINBOWFISH-Studie untersucht den Beginn einer Risdiplam-Therapie innerhalb der ersten sechs Lebenswochen bei Patienten mit genetisch gesicherter SMA, die noch keine Krankheitssymptome entwickelt haben.

9.2.3. Sicherheit

Risdiplam wurde in den klinischen Studien bei Patienten mit SMA Typ 1, 2 und 3 gut vertragen, wobei die meisten unerwünschten Ereignisse als leicht oder mittelschwer eingestuft wurden. Die häufigsten unerwünschten Ereignisse in beiden Studien waren Fieber (48,4 % und 21,7 %), Exanthem (27,4 % und 16,7 %) und Durchfall (16,1 % und 16,7 %) sowie Kopfschmerzen (20,0 %) bei Patienten mit später einsetzender SMA. Behandlungsbedingte AEs (TRAEs) traten bei 14 % der Patienten auf. Keine Nebenwirkung führte zum Behandlungsabbruch. Sechs Patienten starben in FIREFISH (jeweils drei in Teil 1 und 2), wobei alle sechs Todesfälle auf Atemwegskomplikationen der SMA und wahrscheinlich nicht auf die Behandlung zurückzuführen waren. Es wurden keine Fälle einer Risdiplam-induzierten Netzhauttoxizität beobachtet [150]. In der SUNFISH-Studie starben keine Patienten. Bei männlichen Primaten kam es unter Risdiplam zu einer, nach Absetzen des Medikamentes, reversiblen Reduktion der Spermienqualität. Eine Beobachtungsstudie aus dem deutschen Härtefallprogramm konnte keine neuen Sicherheitsaspekte identifizieren [151].

Die JEWELFISH-Studie untersucht die Pharmakokinetik und Sicherheit von Risdiplam bei Patienten, die vorher mit einer anderen SMA-spezifischen Therapie behandelt wurden. In einer Interimanalyse zeigten sich keine relevanten Unterschiede zwischen Patienten, die von einer anderen SMA-spezifischen Therapie auf Risdiplam gewechselt haben und zuvor Therapie-naiven Patienten [163].

9.2.4. Praktische Anwendung

Risdiplam wurde 2021 von der EMA zur Behandlung der 5q-assoziierten SMA bei Patienten ab einem Alter von 2 Monaten mit einer klinisch diagnostizierten SMA Typ 1, Typ 2 oder Typ 3 oder mit bis 4 *SMN2*-Kopien zugelassen. 2023 erfolgte eine Zulassungserweiterung für die ersten zwei Lebensmonate. Risdiplam wird als Saft einmal täglich eingenommen. Es wird empfohlen, Risdiplam nach einer Mahlzeit jeweils etwa zur gleichen Uhrzeit einzunehmen. Die Dosis richtet sich nach dem Körpergewicht (0,20 mg/kg Körpergewicht für Patienten im Alter von <2 Jahren; 0,25 mg/kg im Alter ≥2 Jahren und einem Gewicht <20 kg; 5 mg bei Patienten im Alter von ≥2 Jahren und einem Gewicht von ≥20 kg). Die Patienten sollten nach der Einnahme von Risdiplam etwas Wasser trinken, um sicherzustellen, dass das Arzneimittel vollständig geschluckt wurde. Bei einer Schluckstörung kann Risdiplam über eine nasogastrale oder PEG-Sonde verabreicht werden. Männliche und weibliche Patienten im reproduktionsfähigen Alter sollten Maßnahmen zur Verhütung ergreifen: Patientinnen im gebärfähigen Alter sollten während der Behandlung und für mindestens einen Monat nach der letzten Dosis eine hoch zuverlässige Verhütungsmethode anwenden. Männliche Patienten und ihre Partnerinnen im gebärfähigen Alter sollten beide während der Behandlung und für mindestens vier Monate nach seiner letzten Dosis eine zuverlässige Verhütungsmethode anwenden. Vor einer Therapie mit Risdiplam sollte bei Patientinnen im gebärfähigen Alter eine Schwangerschaft ausgeschlossen sein. Während der Behandlung wird empfohlen nicht zu stillen. Bei Primaten (nicht in klinischen Studien) war die männliche Fertilität während der Behandlung beeinträchtigt. In den Reproduktionsorganen von Ratten und Affen wurde eine reduzierte Spermienqualität beobachtet, die nach Absetzen von Risdiplam reversibel war. Männlichen Patienten sollte daher eine Spermienkonservierung nach einem behandlungsfreien Zeitraum von mindestens vier Monaten angeboten werden. Männliche Patienten, die ein Kind zeugen möchten, sollten die Behandlung mindestens vier Monate lang unterbrechen (s. Fachinformation Evrysdi®).

Aktuell liegen keine direkten Vergleichsstudien zwischen den Behandlungsansätzen mit Nusinersen, Onasemnogen-Abeparvovec oder Risdiplam vor. Die im Rahmen der klinischen Studien behandelten Vergleichsgruppen waren oft bereits zu Behandlungsbeginn deutlich unterschiedlich, was auch indirekte Vergleiche erschwert. Generell gilt aber, dass auch die Behandlung mit Risdiplam immer nur Teil eines multidisziplinären Behandlungskonzeptes ist und idealerweise von Behandlungszentren mit entsprechender Expertise begleitet werden sollte.

9.3. Onasemnogen-Abeparvovec

9.3.1. Wirkmechanismus

Bei der Gentherapie der SMA mit Onasemnogen-Abeparvovec handelt es sich um eine Therapie, bei der mit Hilfe eines viralen Vektors intakte *SMN*-Genkopien als Transgen verabreicht werden, von denen stabiles und funktionsfähiges SMN-Protein exprimiert werden kann [19]. Ziel der Gentherapie ist, das Überleben und die Funktion der Motoneuronen zu verbessern.

Obwohl in den letzten Jahrzehnten zahlreiche präklinische Experimente mit Gentherapien durchgeführt wurden, sind diese bislang nur für wenige Erkrankungen möglich. Grundsätzlich sind derzeit nur monogenetische Erkrankungen für eine Gentherapie geeignet. Das *SMN1*-Gen ist vergleichsweise klein, so dass seine cDNA in einen Vektor geklont werden kann. Besondere Schwierigkeiten stellt die Entwicklung eines geeigneten Vektors dar, mit dem ein Gen in den menschlichen Organismus eingeführt werden kann. Als Vektoren für den Gentransfer kommen verschiedene Viren in Frage. Die vielversprechendsten Viren hierfür sind Adenoviren, Adeno-assoziierte Viren (AAV) und Lentiviren, wobei AAV eine besondere Affinität zu Neuronen haben und daher für Motoneuronopathien besonders geeignet sind. Für die Gentherapie der SMA kommen AAV9 als Vektoren zum Einsatz. Verwendet wird ein rekombinantes AAV9-Kapsid, welches nicht repliziert wird. AAV9 kann die Blut-Hirn-Schranke bei jungen Kindern mit unreifer Blut-Hirn-Schranke überwinden. Ob dies auch bei vollständig ausgereifter Blut-Hirn-Schranke möglich ist, ist Gegenstand aktueller Studien. Nach intravenöser Applikation gelangen die Vektoren u.a. in die Motoneurone im spinalen Vorderhorn und Hirnstamm. Nach der Transduktion bildet das *SMN*-Gen ein ringförmiges Episom im Kern der transduzierten Zelle, welches nicht in das Genom integriert und demnach nicht vererbt wird. Bei replizierenden Zellen wird das Episom an nur eine Tochterzelle weitergegeben, bei nicht-replizierenden Zellen wie Neuronen dagegen verbleibt es in diesen über einen längeren Zeitraum, möglicherweise sogar lebenslang. Ein ebenfalls transduzierter Promotor führt zur Expression von SMN-Protein. Die Gentherapie mit Onasemnogen-Abeparvovec führt nach aktuellem Kenntnisstand zur langanhaltenden Expression von intaktem SMN-Protein.

9.3.2. Klinisches Studienprogramm

Erstmals wurde Onasemnogen-Abeparvovec (AVXS-101) in der START-Studie, einer multizentrischen, offenen Phase-I-Studie, an 15 Kindern mit symptomatischer SMA Typ 1, 2 *SMN2*-Kopien und ohne permanente Beatmungspflichtigkeit (definiert als ≥16 Stunden/Tag) im Alter ≤7,9 Monaten angewendet. Die Studie umfasst einen Dosisfindungsteil: Die ersten drei Kinder erhielten eine niedrige Dosis von $6{,}7 \times 10^{13}$ vg/kg, die folgenden zwölf Kindern eine höhere Dosis von $2{,}0 \times 10^{14}$ vg/kg. Als primärer Endpunkt wurden Sicherheitsdaten erhoben (s.u.). Sekundärer Endpunkt war das Überleben ohne Notwendigkeit einer permanenten Beatmung. Dieser Endpunkt wurde von allen Studienteilnehmern erreicht, wohingegen das mediane Alter für beatmungsfreies Überleben in einer historischen Kontrollgruppe unbehandelter SMA Typ 1-Patienten bei 10,5 Monaten lag. Vier der Studienpatienten wurden intermittierend nichtinvasiv beatmet. Weiter wurde das motorische Outcome untersucht: Der CHOP INTEND-Score stieg bei 11 der 12 Kinder, die die höhere Dosis erhalten hatten, auf >40 Punkte, während er bei Kindern mit SMA Typ 1 im natürlichen Verlauf ab der Krankheitsmanifestation kontinuierlich abfällt und jenseits des 6. Lebensmonats 40 Punkte nicht überschreitet. 11 Kinder hatten den Meilenstein des freien Sitzens erreicht, 9 konnten sich drehen, 2 konnten frei stehen und laufen und 9 wurden voll oral ernährt. Bei den beiden Patienten, die das freie Laufen erreichten, erfolgte die Gentherapie innerhalb der ersten drei Lebensmonate bei guter motorischer Ausgangslage (CHOP INTEND >45), wohingegen ein Patient, der mit 8 Monaten bei deutlich reduzierter Motorik (CHOP INTEND <15) behandelt worden war, keine neuen Meilensteine entwickelte [152].

In die sich anschließende Langzeit-*Follow-up*-Studie wurden 10 der 12 Kinder, die die höhere Dosis erhalten hatten, eingeschlossen. Im Median 4,8 Jahre nach der Gentherapie waren alle 10 Kinder am Leben, ohne permanent beatmet werden zu müssen. Neben den 4 Kindern, die während der ersten 24 Monate intermittierend beatmet wurden, trat keine neue Beatmungspflichtigkeit auf. Alle erlangten Meilensteine blieben über die Nachbeobachtungszeit erhalten und zwei weitere Patienten erlangten das unterstützte Stehen [153].

Die sich anschließenden, multizentrischen Phase-III-Studien bestätigten im Wesentlichen die Ergebnisse der SMART-Studie (☞ Tab. 9.2).

Eine weitere Studie untersuchte die präsymptomatische Anwendung der Gentherapie: In der SPR1NT-Studie erhielten symptomfreie Kinder mit 2 bzw. 3 *SMN2*-Kopien im Alter von ≤6 Wochen eine Gentherapie mit Onasemnogen-Abeparvovec. In beiden Untergruppen lag das Überleben am Ende der Beobachtungszeit bei 100 %, ohne dass die Kinder eine Unterstützung der Atmung oder Ernährung benötigten. Die motorische Entwicklung, insbesondere bei 3 *SMN2*-Kopien, war signifikant besser als bei Kindern, die mit symptomatischer SMA behandelt wurden [154, 155].

Derzeit wird die Anwendung der Gentherapie bei schwereren bzw. älteren Kindern untersucht: Kinder mit bis zu 21 kg werden in der SMART-Studie intravenös mit Onasemnogen-Abeparvovec behandelt, während in den STRONG- und STEER-Studien die intrathekale Applikation der Gentherapie untersucht wird.

Nach der Markteinführung wurde die Anwendung von Onasemnogen-Abeparvovec in zahlreichen Anwendungsstudien untersucht, die Daten von >300 Patienten beinhalten. In diesen *Real-World*-Studien wurden auch Patienten nach einer Vorbehandlung mit Nusinersen eingeschlossen sowie ältere und schwere Patienten als in den zulassungsrelevanten Studien. Insgesamt wurde eine Verbesserung der motorischen und bulbären Funktionen nach Gentherapie mit Onasemnogen-Abeparvovec bestätigt [157].

Prospektiv werden Anwendungsdaten in Patientenregistern wie dem internationalen RESTORE-Register und SMArtCARE im deutschsprachigen Raum erfasst. Aktuell läuft in Deutschland eine vom Gemeinsamen Bundesausschuss (G-BA) beauflagte anwendungsbegleitende Datenerhebung, um den Zusatznutzen der Gentherapie im Vergleich zur Therapie mit Nusinersen zu bewerten.

9.3.3. Sicherheit

In den Tagen nach der Infusion von Onasemnogen-Abeparvovec traten häufig (≥1/100, <1/10) Fieber und Erbrechen auf, die unter symptomatischer Therapie rückläufig waren.

Ein Anstieg der Transaminasen bei Patient 1 der START-Studie wurde auf eine zellvermittelte Immunreaktion auf das Vektorkapsid zurückgeführt [152]. Um dieser vorzubeugen, erfolgt seitdem ab dem Tag vor der Gentherapie eine prophylaktische immunsuppressive Behandlung mit 1 mg/kg Prednisolon oral oder einem äquivalenten Steroid. Auch unter dieser Prophylaxe kam es während der ersten Woche nach der Gentherapie sehr häufig (≥1/10) zu einem asymptomatischen Anstieg der Transaminasen, der gewöhnlich unter der o.g. Prednisolon-Dosierung rückläufig war. Insbesondere bei Patienten >8 Monaten wurde ein zweiter Transaminasenanstieg 4-6 Wochen nach der Gentherapie beschrieben. Trotz Immunsuppression

	Phase	Eingeschlossene Patienten	*SMN2*-Kopienzahl	Alter bzw. Körpergewicht bei GT	Applikationsweise	Ergebnisse

START [152, 153]	I	15 symptomatische SMA Typ 1-Patienten Dosisfindungsstudie	2	<6 Monate, 1 Kind 7,9 Monate	intravenös	• Dosisfindung
						• Notwendigkeit einer prophylaktischen Prednisolon-Gabe
						• In Kohorte mit therapeutischer Dosierung:
						  • 100 % Überleben ohne permanente Beatmung
						  • 91 % motorische Verbesserung

STRIVE	III	22 symptomatische Patienten	1-2	<6 Monate	intravenös	• 91 % Überleben ohne Atemunterstützung mit 14 Monaten • 59 % sitzen frei (mind. 30 s) mit 18 Monaten
STRIVE-EU [156]	III	33 symptomatische Patienten	1-2	<6 Monate	intravenös	• 97 % Überleben ohne Atemunterstützung mit 14 Monaten • 44 % sitzen frei (mind. 10 s) mit 18 Monaten
STRIVE-AP	III	2 symptomatische Patienten (geplant: 6)	1-2	<6 Monate	intravenös	• Rekrutierung vorzeitig beendet (unabhängig von Wirksamkeit und Sicherheit)

SPRINT – 2 SMN2 [154]	III	14 präsymptomatische Kinder	2	≤6 Wochen	intravenös	• Nach 18 Monaten:
						  • 100% Überleben ohne Atemunterstützung
						  • 100% freies Sitzen
						  • 71% freies Laufen
						  • 100% oral ernährt

SPRINT – 3 SMN2 [155]	III	15 präsymptomatische Kinder	3	≤6 Wochen	intravenös	• Nach 24 Monaten:
						  • 100% Überleben ohne Atemunterstützung
						  • 100% freies Stehen
						  • 93% freies Laufen
						  • 100% oral ernährt

SMART	III	24 symptomatische Patienten	alle	0-17 Jahre, 8,5-21 kg	intravenös	• Rekrutierung läuft
STRONG	I/II	32 symptomatische Patienten, Sitter Dosisfindungsstudie	3	6-60 Monate	intrathekal	• Rekrutierung abgeschlossen, Studie läuft
STEER	III	125 symptomatische Patienten, Sitter	alle	2-18 Jahre	intrathekal	• Rekrutierung läuft, placebokontrolliert, *Cross-over*-Design

Tab. 9.2: Übersicht über klinische Studien zu Onasemnogen-Abeparvovec. GT = Gentherapie.

entwickelten einige Patienten eine ausgeprägte Leberfunktionsstörung und sogar ein pädiatrisches Leberversagen mit Ikterus, Gerinnungsstörung und Enzephalopathie, das in zwei Fällen letal verlief [157, 158, 164].

Transiente Thrombozytopenien traten häufig in der ersten Woche nach der Gentherapie auf [157, 158]. In einem Fall war die Gabe von Thrombozytenkonzentraten erforderlich. Die Thrombotische Mikroangiopathie (TMA) ist eine seltene, aber gefürchtete Komplikation nach Gentherapie. Bei den bislang beschriebenen Fällen traten ca. 1 Woche nach der Therapie Erbrechen, Hypertonus, Ödeme und Oligo-/Anurie auf, laborchemisch bestanden eine hämolytische Anämie, Kreatininerhöhung und Protein- und/oder Hämaturie. Impfungen und Infektionen stellen mögliche Auslösefaktoren dar [159].

In präklinischen Studien wurden bei Mäusen eine Myokardinflammation und intrakardiale Thromben nachgewiesen, bei Primaten und Menschen bestand dagegen kein eindeutiger Hinweis auf eine kardiale Toxizität von Onasemnogen-Abeparvovec. Die Bedeutung angestiegener Troponin-I-Werte nach Gentherapie ist noch nicht abschließend geklärt [158].

Bei nichthumanen Primaten trat nach intrathekaler Applikation von Onasemnogen-Abeparvovec eine Entzündung der Dorsalwurzelganglien auf, was auf eine Reaktion gegen den AAV-Vektor zurückgeführt wird. Bei behandelten Kindern bestanden bislang keine Hinweise auf eine sensorische Neuropathie, wobei diese bei jungen Kindern klinisch und neurophysiologisch schwierig zu diagnostizieren ist [160].

9.3.4. Praktische Anwendung

Die Gentherapie mit Onasemnogen-Abeparvovec wurde 2020 von der EMA zur Behandlung der 5q-assoziierten SMA mit einer biallelischen Mutation im *SMN1*-Gen und einer klinisch diagnostizierten SMA Typ 1 oder mit bis zu 3 *SMN2*-Kopien zugelassen. Im Unterschied zur FDA, die die Therapie auf SMA-Patienten <2 Jahren beschränkt hat, hat die EMA keine Einschränkung in Bezug auf das Alter vorgeschrieben. Derzeit liegen nur begrenzte Erfahrungen bei Patienten im Alter von über 2 Jahren oder mit einem Körpergewicht über 13,5 kg vor [161].

Vor der Gentherapie sind umfangreiche Voruntersuchungen erforderlich [162]: Antikörper gegen den AAV9-Vektor müssen ausgeschlossen werden. Bei Vorhandensein maternaler Antikörper können Kontrollen im Verlauf erfolgen, bis diese unter den Schwellenwert von 1:50 abgefallen sind. Die Leberfunktion muss anhand der Bestimmung der Alaninaminotransferase (ALT), Aspartataminotransferase (AST) und des Gesamtbilirubins untersucht werden. Zudem ist eine Abdomensonographie zum Ausschluss einer vorbestehenden Leberaffektion sinnvoll. Weiter müssen Kreatinin, ein großes Blutbild (insbesondere Thrombozyten) und Troponin-I bestimmt werden. Zum Ausschluss einer kardialen Funktionsstörung sollten ergänzend eine Echokardiographie und ein EKG erfolgen. Klinisch und laborchemisch sollte eine Infektion ausgeschlossen werden.

Der Impfstatus sollte überprüft werden und weitere Impfungen sollten möglichst erst nach Beendigung der Kortikosteroidtherapie erfolgen. Unter einer Immunsuppression mit 20 mg oder 2 mg/kg Prednison oder Äquivalent sind Lebendimpfstoffe kontraindiziert, die saisonale RSV-Prophylaxe bei SMA Typ 1 mit respiratorischer Beteiligung wird dagegen ausdrücklich empfohlen. Zu Wechselwirkungen mit anderen Arzneimitteln liegen nur begrenzte Erfahrungen vor, auf hepatotoxische Medikamente sollte möglichst verzichtet werden.

Es sollte eine umfangreiche Aufklärung der Eltern bzw. Sorgeberechtigten über Wirkmechanismus, zu erwartende Wirksamkeit, Nebenwirkungen und Therapiealternativen erfolgen.

Die Durchführung der Gentherapie erfolgt stationär. Zur Abschwächung der Immunreaktion gegen das Kapsid des AAV9-Vektors erfolgt ab dem Tag vor der Gentherapie eine prophylaktische immunsuppressive Therapie mit 1 mg/kg Prednisolon oder in äquivalenter Dosis oral oder intravenös.

Für die Gentherapie wird den Patienten einmalig $1{,}1 \times 10^{14}$ vg/kg Onasemnogen-Abeparvovec intravenös über 60 Minuten infundiert.

Nach der Infusion sollten die Leberfunktion (mindestens AST/ALT/Gesamtbilirubin), Troponin-I und die Thrombozytenzahl bis zum Ende der Steroidtherapie bei erhöhten Leberwerten wöchentlich bestimmt werden, anschließend zweiwöchentlich für einen weiteren Monat. Im Falle einer

Thrombozytopenie sollten eine hämolytische Anämie und Nierenfunktionsstörung ausgeschlossen werden.

Die Kortikosteroidtherapie sollte über 30 Tage und bis die Transaminasen unter dem 2-fachen des oberen Normwerts liegen mit 1 mg/kg Prednisolon oder äquivalenter Dosis fortgesetzt und anschließend über 28 Tage ausgeschlichen werden. Bei Kindern, die zum Zeitpunkt der Gentherapie über 8 Monate alt sind, ist in der Regel eine Steroidtherapie mit 1 mg/kg Prednisolon über mindestens 8 Wochen erforderlich. Wenn eine ausgeprägte Leberfunktionsstörung auftritt, werden eine Verdoppelung der Prednisolon-Dosierung oder intravenöse Methylprednisolon-Pulstherapie und ggf. intensivmedizinische Behandlung erforderlich.

Im Fall einer TMA stellen Plasmapherese, Dialyse, Steroidpuls, Erythrozyten- und Thrombozytentransfusionen, Albumin, Antihypertensiva und Eculizumab mögliche Therapieoptionen dar.

Eine Beurteilung der Wirksamkeit mittels standardisierter ärztlicher und physiotherapeutischer Untersuchung wird kurz vor der Gentherapie, 30 und 60 Tage nach Gentherapie sowie anschließend alle 4 Monate für mindestens 5 Jahre empfohlen.

Der Gemeinsame Bundesausschuss (G-BA) hat eine Qualitätssicherungs-Richtlinie für die Zentren erstellt, die die Gentherapie anwenden. Diese umfasst u.a. eine umfangreiche Erfahrung in der Behandlung der SMA, die Qualifikation der ärztlichen, pflegerischen und therapeutischen Mitarbeiter, Anforderungen an die Infrastruktur und Organisation des Gentherapiezentrums, die Gewährleistung der Nachsorge und die Möglichkeit der Dokumentation im SMArtCARE-Register.

9.4. Weitere Therapieansätze

Aktuell sind drei Therapien von der EMA zur Behandlung der Spinalen Muskelatrophie zugelassen. Alle drei Medikamente führen zu einer vermehrten Expression des SMN-Proteins. Bei einem präsymptomatischen Therapiebeginn können durch diese Therapien sehr gute Effekte mit teilweise fast normaler motorischer Entwicklung erzielt werden.

Wenn die Therapie allerdings erst nach Symptombeginn startet, sind die Therapieerfolge oft deutlich geringer und es verbleiben je nach Schweregrad der Erkrankung erhebliche Krankheitssymptome. Deshalb werden in Ergänzung zu den SMN-spezifischen Medikamenten auch andere Therapieansätze weiterverfolgt.

Ein Ansatz zielt auf den Erhalt bzw. den Aufbau der Muskulatur, die in Folge der Degeneration von Motoneuronen bei der SMA atrophiert. Ein Ansatzpunkt ist hierbei Myostatin. Myostatin ist ein im menschlichen Körper gebildetes Eiweiß, das Muskelwachstum hemmt. Eine Inaktivierung von Myostatin führt dementsprechend zu vermehrtem Muskelwachstum. Aktuell werden verschiedene Anti-pro-Myostatin-Antikörper (Apitegromab und GYM329) in klinischen Studien erprobt. Die Antikörper werden einmal monatlich intravenös bzw. subkutan appliziert.

Andere Medikamente verfolgen den Ansatz einer verbesserten elektromechanischen Kopplung an der Muskulatur. Troponin spielt hierbei eine entscheidende Rolle, so dass ein Troponin-Aktivator möglicherweise zu einer verbesserten Kraftgenerierung bei gleicher neuronaler Innervation führen kann. Reldesemtiv ist ein solcher Troponin-Aktivator, der aktuell in klinischen Studien zur Behandlung der SMA erprobt wird. Die Applikation erfolgt zweimal täglich als Saft.

Weitere therapeutische Ansätze befinden sich in der präklinischen Erprobung, erfordern zur gezielten Weiterentwicklung aber oft auch noch ein besseres Verständnis der Pathophysiologie der SMA.

Selbsthilfe-organisationen

10. Selbsthilfeorganisationen

Vor allem im Bereich der seltenen Erkrankungen spielen Selbsthilfeorganisationen eine wichtige Rolle. Diese bedienen nicht nur den zusätzlichen Informationsbedarf von Betroffenen und deren Familien, sondern fördern auch in besonderem Maße den wissenschaftlichen Austausch von Grundlagenwissenschaftlern bis hin zu den Behandlern in den Kliniken. Somit übernehmen sie eine Schlüsselrolle in der stetigen Anpassung und Verbesserung von Versorgungskonzepten. Auch für die SMA haben sich in Deutschland verschiedene Patientenorganisationen formiert, die im Folgenden aufgeführt werden:

- Deutsche Gesellschaft für Muskelkranke (DGM) e.V. (www.dgm.org)
- Initiative „Forschung und Therapie für die Spinale Muskelatrophie" im Förderverein für die Deutsche Gesellschaft für Muskelkranke e.V. (INITIATIVE SMA) (www.initiative-sma.de)
- SMA Europe (www.sma-europe.eu)
- Deutsche Muskelstiftung (www.deutsche-muskelstiftung.de)

Literaturverzeichnis

11. Literaturverzeichnis

1. Pearn J. Incidence, prevalence, and gene frequency studies of chronic childhood spinal muscular atrophy. J Med Genet. 1978;15:409–13. doi:10.1136/jmg.15.6.409.

2. König K, Pechmann A, Thiele S, Walter MC, Schorling D, Tassoni A, et al. De-duplicating patient records from three independent data sources reveals the incidence of rare neuromuscular disorders in Germany. Orphanet J Rare Dis. 2019;14:152. doi:10.1186/s13023-019-1125-2.

3. Prior TW, Snyder PJ, Rink BD, Pearl DK, Pyatt RE, Mihal DC, et al. Newborn and carrier screening for spinal muscular atrophy. Am J Med Genet A. 2010;152A: 1608–16. doi:10.1002/ajmg.a.33474.

4. Farrar MA, Vucic S, Johnston HM, Du Sart D, Kiernan MC. Pathophysiological insights derived by natural history and motor function of spinal muscular atrophy. J Pediatr. 2013;162:155–9. doi:10.1016/j.jpeds.2012.05.067.

5. Oskoui M, Levy G, Garland CJ, Gray JM, O'Hagen J, Vivo DC de, Kaufmann P. The changing natural history of spinal muscular atrophy type 1. Neurology. 2007; 69:1931–6. doi:10.1212/01.wnl.0000290830.40544.b9.

6. Finkel RS, McDermott MP, Kaufmann P, Darras BT, Chung WK, Sproule DM, et al. Observational study of spinal muscular atrophy type I and implications for clinical trials. Neurology. 2014;83:810–7. doi:10.1212/WNL.0000000000000741.

7. Mercuri E, Finkel RS, Muntoni F, Wirth B, Montes J, Main M, et al. Diagnosis and management of spinal muscular atrophy: Part 1: Recommendations for diagnosis, rehabilitation, orthopedic and nutritional care. Neuromuscul Disord. 2018;28:103–15. doi:10.1016/j.nmd.2017.11.005.

8. Finkel RS, Mercuri E, Meyer OH, Simonds AK, Schroth MK, Graham RJ, et al. Diagnosis and management of spinal muscular atrophy: Part 2: Pulmonary and acute care; medications, supplements and immunizations; other organ systems; and ethics. Neuromuscul Disord. 2018;28:197–207. doi:10.1016/j.nmd.2017.11.004.

9. Pechmann A, König K, Bernert G, Schachtrup K, Schara U, Schorling D, et al. SMArtCARE - A platform to collect real-life outcome data of patients with spinal muscular atrophy. Orphanet J Rare Dis. 2019;14:18. doi:10.1186/s13023-019-0998-4.

10. Hendrickson BC, Donohoe C, Akmaev VR, Sugarman EA, Labrousse P, Boguslavskiy L, et al. Differences in SMN1 allele frequencies among ethnic groups within North America. J Med Genet. 2009;46:641–4. doi:10.1136/jmg.2009.066969.

11. Feldkötter M, Schwarzer V, Wirth R, Wienker TF, Wirth B. Quantitative analyses of SMN1 and SMN2 based on real-time lightCycler PCR: fast and highly reliable carrier testing and prediction of severity of spinal muscular atrophy. Am J Hum Genet. 2002;70:358–68. doi:10.1086/338627.

12. Lefebvre S, Bürglen L, Reboullet S, Clermont O, Burlet P, Viollet L, et al. Identification and characterization of a spinal muscular atrophy-determining gene. Cell. 1995;80:155–65. doi:10.1016/0092-8674(95)90460-3.

13. Lorson CL, Hahnen E, Androphy EJ, Wirth B. A single nucleotide in the SMN gene regulates splicing and is responsible for spinal muscular atrophy. Proc Natl Acad Sci U S A. 1999;96:6307–11. doi:10.1073/pnas.96.11.6307.

14. Singh RN, Howell MD, Ottesen EW, Singh NN. Diverse role of survival motor neuron protein. Biochim Biophys Acta Gene Regul Mech. 2017;1860:299–315. doi:10.1016/j.bbagrm.2016.12.008.

15. Wirth B, Karakaya M, Kye MJ, Mendoza-Ferreira N. Twenty-Five Years of Spinal Muscular Atrophy Research: From Phenotype to Genotype to Therapy, and What Comes Next. Annu Rev Genomics Hum Genet. 2020;21:231–61. doi:10.1146/annurev-genom-102319-103602.

16. Oprea GE, Kröber S, McWhorter ML, Rossoll W, Müller S, Krawczak M, et al. Plastin 3 is a protective modifier of autosomal recessive spinal muscular atrophy. Science. 2008;320:524–7. doi:10.1126/science.1155085.

17. Riessland M, Kaczmarek A, Schneider S, Swoboda KJ, Löhr H, Bradler C, et al. Neurocalcin Delta Suppression Protects against Spinal Muscular Atrophy in Humans and across Species by Restoring Impaired Endocytosis. Am J Hum Genet. 2017;100:297–315. doi:10.1016/j.ajhg.2017.01.005.

18. Mercuri E, Pera MC, Scoto M, Finkel R, Muntoni F. Spinal muscular atrophy - insights and challenges in the treatment era. Nat Rev Neurol. 2020;16:706–15. doi:10.1038/s41582-020-00413-4.

19. Wirth B. Spinal Muscular Atrophy: In the Challenge Lies a Solution. Trends Neurosci. 2021;44:306–22. doi:10.1016/j.tins.2020.11.009.

20. Zerres K, Rudnik-Schöneborn S. Natural history in proximal spinal muscular atrophy. Clinical analysis of 445 patients and suggestions for a modification of existing classifications. Arch Neurol. 1995;52:518–23. doi:10.1001/archneur.1995.00540290108025.

21. Lusakowska A, Jedrzejowska M, Kaminska A, Janiszewska K, Grochowski P, Zimowski J, et al. Observation of the natural course of type 3 spinal muscular atrophy:

data from the polish registry of spinal muscular atrophy. Orphanet J Rare Dis. 2021;16:150. doi:10.1186/s13023-021-01771-y.

22. Montes J, McDermott MP, Mirek E, Mazzone ES, Main M, Glanzman AM, et al. Ambulatory function in spinal muscular atrophy: Age-related patterns of progression. PLoS One. 2018;13:e0199657. doi:10.1371/journal.pone.0199657.

23. Pechmann A, Kirschner J. Diagnosis and New Treatment Avenues in Spinal Muscular Atrophy. Neuropediatrics. 2017;48:273–81. doi:10.1055/s-0037-1603517.

24. Czibere L, Burggraf S, Fleige T, Glück B, Keitel LM, Landt O, et al. High-throughput genetic newborn screening for spinal muscular atrophy by rapid nucleic acid extraction from dried blood spots and 384-well qPCR. Eur J Hum Genet. 2020;28:23–30. doi:10.1038/s41431-019-0476-4.

25. Müller-Felber W, Blaschek A, Schwartz O, Gläser D, Nennstiel U, Brockow I, et al. Newbornscreening SMA - From Pilot Project to Nationwide Screening in Germany. J Neuromuscul Dis 2022. doi:10.3233/JND-221577.

26. Schorling DC, Becker J, Pechmann A, Langer T, Wirth B, Kirschner J. Discrepancy in redetermination of SMN2 copy numbers in children with SMA. Neurology. 2019;93:267–9. doi:10.1212/WNL.0000000000007836.

27. Glascock J, Sampson J, Connolly AM, Darras BT, Day JW, Finkel R, et al. Revised Recommendations for the Treatment of Infants Diagnosed with Spinal Muscular Atrophy Via Newborn Screening Who Have 4 Copies of SMN2. J Neuromuscul Dis. 2020;7:97–100. doi:10.3233/JND-190468.

28. Keinath MC, Prior DE, Prior TW. Spinal Muscular Atrophy: Mutations, Testing, and Clinical Relevance. Appl Clin Genet. 2021;14:11–25. doi:10.2147/TACG.S239603.

29. Tan CA, Westbrook MJ, Truty R, Kvitek DJ, Kennemer M, Winder TL, Shieh PB. Incorporating Spinal Muscular Atrophy Analysis by Next-Generation Sequencing into a Comprehensive Multigene Panel for Neuromuscular Disorders. Genet Test Mol Biomarkers. 2020;24:616–24. doi:10.1089/gtmb.2019.0282.

30. Calucho M, Bernal S, Alías L, March F, Venceslá A, Rodríguez-Álvarez FJ, et al. Correlation between SMA type and SMN2 copy number revisited: An analysis of 625 unrelated Spanish patients and a compilation of 2834 reported cases. Neuromuscul Disord. 2018;28:208–15. doi:10.1016/j.nmd.2018.01.003.

31. Mah JK, van Alfen N. Neuromuscular Ultrasound: Clinical Applications and Diagnostic Values. Can J Neurol Sci. 2018;45:605–19. doi:10.1017/cjn.2018.314.

32. Kariyawasam DST, D'Silva A, Lin C, Ryan MM, Farrar MA. Biomarkers and the Development of a Personalized Medicine Approach in Spinal Muscular Atrophy. Front Neurol. 2019;10:898. doi:10.3389/fneur.2019.00898.

33. Skalsky AJ, McDonald CM. Prevention and management of limb contractures in neuromuscular diseases. Phys Med Rehabil Clin N Am. 2012;23:675–87. doi:10.1016/j.pmr.2012.06.009.

34. Townsend EL, Simeone SD, Krosschell KJ, Zhang RZ, Swoboda KJ. Stander Use in Spinal Muscular Atrophy: Results From a Large Natural History Database. Pediatr Phys Ther. 2020;32:235–41. doi:10.1097/PEP.0000000000000713.

35. Dunaway S, Montes J, McDermott MP, Martens W, Neisen A, Glanzman AM, et al. Physical therapy services received by individuals with spinal muscular atrophy (SMA). J Pediatr Rehabil Med. 2016;9:35–44. doi:10.3233/PRM-160360.

36. Wijnhoven TM, Onis M de, Onyango AW, Wang T, Bjoerneboe G-EA, Bhandari N, et al. Assessment of gross motor development in the WHO Multicentre Growth Reference Study. Food Nutr Bull. 2004;25:S37-45. doi:10.1177/15648265040251S105.

37. Glanzman AM, Mazzone E, Main M, Pelliccioni M, Wood J, Swoboda KJ, et al. The Children's Hospital of Philadelphia Infant Test of Neuromuscular Disorders (CHOP INTEND): test development and reliability. Neuromuscul Disord. 2010;20:155–61. doi:10.1016/j.nmd.2009.11.014.

38. Pera MC, Coratti G, Forcina N, Mazzone ES, Scoto M, Montes J, et al. Content validity and clinical meaningfulness of the HFMSE in spinal muscular atrophy. BMC Neurol. 2017;17:39. doi:10.1186/s12883-017-0790-9.

39. Bérard C, Payan C, Hodgkinson I, Fermanian J. A motor function measure for neuromuscular diseases. Construction and validation study. Neuromuscul Disord. 2005;15:463–70. doi:10.1016/j.nmd.2005.03.004.

40. Trundell D, Le Scouiller S, Le Goff L, Gorni K, Vuillerot C. Assessment of the validity and reliability of the 32-item Motor Function Measure in individuals with Type 2 or non-ambulant Type 3 spinal muscular atrophy. PLoS One. 2020;15:e0238786. doi:10.1371/journal.pone.0238786.

41. Mazzone ES, Mayhew A, Montes J, Ramsey D, Fanelli L, Young SD, et al. Revised upper limb module for spinal muscular atrophy: Development of a new module. Muscle Nerve. 2017;55:869–74. doi:10.1002/mus.25430

42. Montes J, Dunaway Young S, Mazzone ES, Pasternak A, Glanzman AM, Finkel RS, et al. Nusinersen improves walking distance and reduces fatigue in later-onset spinal muscular atrophy. Muscle Nerve. 2019;60:409–14. doi:10.1002/mus.26633.

43. Del Rosario C, Slevin M, Molloy EJ, Quigley J, Nixon E. How to use the Bayley Scales of Infant and Toddler Development. Arch Dis Child Educ Pract Ed. 2021;106: 108–12. doi:10.1136/archdischild-2020-319063.

44. Veldhoen ES, Wijngaarde CA, Verweij-van den Oudenrijn LP, Asselman F-L, Wösten-van Asperen RM, Hulzebos EHJ, et al. Relative hyperventilation in non-ventilated patients with spinal muscular atrophy. Eur Respir J 2020. doi:10.1183/13993003.00162-2020.

45. Trucco F, Ridout D, Scoto M, Coratti G, Main ML, Muni Lofra R, et al. Respiratory Trajectories in Type 2 and 3 Spinal Muscular Atrophy in the iSMAC Cohort Study. Neurology. 2021;96:e587-e599. doi:10.1212/WNL.0000000000011051.

46. Grychtol R, Abel F, Fitzgerald DA. The role of sleep diagnostics and non-invasive ventilation in children with spinal muscular atrophy. Paediatr Respir Rev. 2018; 28:18–25. doi:10.1016/j.prrv.2018.07.006.

47. Tabachnik E, Muller NL, Bryan AC, Levison H. Changes in ventilation and chest wall mechanics during sleep in normal adolescents. J Appl Physiol Respir Environ Exerc Physiol. 1981;51:557–64. doi:10.1152/jappl.1981.51.3.557.

48. Kapur N, Deegan S, Parakh A, Gauld L. Relationship between respiratory function and need for NIV in childhood SMA. Pediatr Pulmonol. 2019;54:1774–80. doi: 10.1002/ppul.24455.

49. Hull J, Aniapravan R, Chan E, Chatwin M, Forton J, Gallagher J, et al. British Thoracic Society guideline for respiratory management of children with neuromuscular weakness. Thorax. 2012;67 Suppl 1:i1-40. doi:10.1136/thoraxjnl-2012-201964.

50. Bianchi C, Baiardi P. Cough peak flows: standard values for children and adolescents. Am J Phys Med Rehabil. 2008;87:461–7. doi:10.1097/PHM.0b013e318174e4c7.

51. Harding BN, Kariya S, Monani UR, Chung WK, Benton M, Yum SW, et al. Spectrum of neuropathophysiology in spinal muscular atrophy type I. J Neuropathol Exp Neurol. 2015;74:15–24. doi:10.1097/NEN.0000000000000144.

52. Shoval HA, Antelis E, Hillman A, Wei X, Tan P, Alejandro R, Kim H. Onabotulinum Toxin A Injections Into the Salivary Glands for Spinal Muscle Atrophy Type I: A Prospective Case Series of 4 Patients. Am J Phys Med Rehabil. 2018;97:873–8. doi:10.1097/PHM.0000000000000989.

53. Kim DH, Elsherbini N, Zielinski D, Oskoui M. A Case Report of Systemic Intoxication Following Onabotulinum Toxin A Injections Into the Salivary Glands in a Patient With Spinal Muscular Atrophy Type 1. Pediatr Neurol. 2022;129:37–8. doi:10.1016/j.pediatrneurol.2022.01.005.

54. Ropars J, Barnerias C, Hully M, Chabalier D, Peudenier S, Barzic A, et al. Thoracic circumference: A new outcome measure in spinal muscular atrophy type 1? Neuromuscul Disord. 2019;29:415–21. doi:10.1016/j.nmd.2019.03.003.

55. Lemoine TJ, Swoboda KJ, Bratton SL, Holubkov R, Mundorff M, Srivastava R. Spinal muscular atrophy type 1: are proactive respiratory interventions associated with longer survival? Pediatr Crit Care Med. 2012;13:e161-5. doi:10.1097/PCC.0b013e3182388ad1.

56. Gregoretti C, Ottonello G, Chiarini Testa MB, Mastella C, Ravà L, Bignamini E, et al. Survival of patients with spinal muscular atrophy type 1. Pediatrics. 2013; 131:e1509-14. doi:10.1542/peds.2012-2278.

57. Ottonello G, Mastella C, Franceschi A, Bosticco D, Wolfler A, Pedemonte M, et al. Spinal muscular atrophy type 1: avoidance of hospitalization by respiratory muscle support. Am J Phys Med Rehabil. 2011;90:895–900. doi:10.1097/PHM.0b013e318232883a.

58. Mellies U, Dohna-Schwake C, Stehling F, Voit T. Sleep disordered breathing in spinal muscular atrophy. Neuromuscul Disord. 2004;14:797–803. doi:10.1016/j.nmd.2004.09.004.

59. Chatwin M, Bush A, Simonds AK. Outcome of goal-directed non-invasive ventilation and mechanical insufflation/exsufflation in spinal muscular atrophy type I. Arch Dis Child. 2011;96:426–32. doi:10.1136/adc.2009.177832.

60. Dohna-Schwake C, Podlewski P, Voit T, Mellies U. Non-invasive ventilation reduces respiratory tract infections in children with neuromuscular disorders. Pediatr Pulmonol. 2008;43:67–71. doi:10.1002/ppul.20740.

61. Fauroux B, Abel F, Amaddeo A, Bignamini E, Chan E, Corel L, et al. ERS statement on paediatric long-term noninvasive respiratory support. Eur Respir J 2022. doi:10.1183/13993003.01404-2021.

62. Steindor M, Wagner CE, Bock C, Eckerland M, Heitschmidt L, Pichlmaier L, et al. Home Noninvasive Ventilation in Pediatric Subjects With Neuromuscular Diseases: One Size Fits All. Respir Care. 2021;66:410–5. doi:10.4187/respcare.08079.

63. Mellies U, Goebel C. Optimum insufflation capacity and peak cough flow in neuromuscular disorders. Ann Am Thorac Soc. 2014;11:1560–8. doi:10.1513/AnnalsATS.201406-264OC.

64. Chatwin M, Simonds AK. Long-Term Mechanical Insufflation-Exsufflation Cough Assistance in Neuromuscular Disease: Patterns of Use and Lessons for Application. Respir Care. 2020;65:135–43. doi:10.4187/respcare.06882.

65. Sancho J, Servera E, Díaz J, Marín J. Efficacy of mechanical insufflation-exsufflation in medically stable

patients with amyotrophic lateral sclerosis. Chest. 2004; 125:1400–5. doi:10.1378/chest.125.4.1400.

66. Perrin C, Unterborn JN, Ambrosio C d', Hill NS. Pulmonary complications of chronic neuromuscular diseases and their management. Muscle Nerve. 2004;29: 5–27. doi:10.1002/mus.10487.

67. Hukins CA, Hillman DR. Daytime predictors of sleep hypoventilation in Duchenne muscular dystrophy. Am J Respir Crit Care Med. 2000;161:166–70. doi:10.1164/ajrccm.161.1.9901057.

68. Wadman RI, Amicis R de, Brusa C, Battezzati A, Bertoli S, Davis T, et al. Feeding difficulties in children and adolescents with spinal muscular atrophy type 2. Neuromuscul Disord. 2021;31:101–12. doi:10.1016/j.nmd.2020.12.007.

69. Deguise M-O, Chehade L, Kothary R. Metabolic Dysfunction in Spinal Muscular Atrophy. Int J Mol Sci 2021. doi:10.3390/ijms22115913.

70. Arora V, Verma I. Aicardi's Diseases of the Nervous System in Childhood: Alexis Arzimanoglou, University Hospitals of Lyon, France with Anne O'Hare, Michael V Johnston, Robert Ouvrier (eds). Indian J Pediatr. 2019; 86:972. doi:10.1007/s12098-019-03042-y.

71. Chen Y-S, Shih H-H, Chen T-H, Kuo C-H, Jong Y-J. Prevalence and risk factors for feeding and swallowing difficulties in spinal muscular atrophy types II and III. J Pediatr. 2012;160:447-451.e1. doi:10.1016/j.jpeds.2011.08.016.

72. McGrattan KE, Graham RJ, DiDonato CJ, Darras BT. Dysphagia Phenotypes in Spinal Muscular Atrophy: The Past, Present, and Promise for the Future. Am J Speech Lang Pathol. 2021;30:1008–22. doi:10.1044/2021_AJSLP-20-00217.

73. van den Engel-Hoek L, Erasmus CE, van Bruggen HW, Swart BJM de, Sie LTL, Steenks MH, Groot IJM de. Dysphagia in spinal muscular atrophy type II: more than a bulbar problem? Neurology. 2009;73:1787–91. doi:10.1212/WNL.0b013e3181c34aa6.

74. Brakemeier S, Stolte B, Thimm A, Kizina K, Totzeck A, Munoz-Rosales J, et al. Assessment of Bulbar Function in Adult Patients with 5q-SMA Type 2 and 3 under Treatment with Nusinersen. Brain Sci 2021. doi:10.3390/brainsci11091244.

75. Weststrate H, Stimpson G, Thomas L, Scoto M, Johnson E, Stewart A, et al. Evolution of bulbar function in spinal muscular atrophy type 1 treated with nusinersen. Dev Med Child Neurol. 2022;64:907–14. doi:10.1111/dmcn.15171.

76. Finkel RS, Mercuri E, Darras BT, Connolly AM, Kuntz NL, Kirschner J, et al. Nusinersen versus Sham Control in Infantile-Onset Spinal Muscular Atrophy. N Engl J Med. 2017;377:1723–32. doi:10.1056/NEJMoa1702752.

77. van der Heul AMB, Cuppen I, Wadman RI, Asselman F, Schoenmakers MAGC, van de Woude DR, et al. Feeding and Swallowing Problems in Infants with Spinal Muscular Atrophy Type 1: an Observational Study. J Neuromuscul Dis. 2020;7:323–30. doi:10.3233/JND-190465.

78. Pechmann A, Behrens M, Dörnbrack K, Tassoni A, Stein S, Vogt S, et al. Effect of nusinersen on motor, respiratory and bulbar function in early-onset spinal muscular atrophy. Brain 2022. doi:10.1093/brain/awac252.

79. Vivo DC de, Bertini E, Swoboda KJ, Hwu W-L, Crawford TO, Finkel RS, et al. Nusinersen initiated in infants during the presymptomatic stage of spinal muscular atrophy: Interim efficacy and safety results from the Phase 2 NURTURE study. Neuromuscul Disord. 2019; 29:842–56. doi:10.1016/j.nmd.2019.09.007.

80. Poruk KE, Davis RH, Smart AL, Chisum BS, Lasalle BA, Chan GM, et al. Observational study of caloric and nutrient intake, bone density, and body composition in infants and children with spinal muscular atrophy type I. Neuromuscul Disord. 2012;22:966–73. doi:10.1016/j.nmd.2012.04.008.

81. Sproule DM, Montes J, Montgomery M, Battista V, Koenigsberger D, Shen W, et al. Increased fat mass and high incidence of overweight despite low body mass index in patients with spinal muscular atrophy. Neuromuscul Disord. 2009;19:391–6. doi:10.1016/j.nmd.2009.03.009.

82. Amicis R de, Baranello G, Foppiani A, Leone A, Battezzati A, Bedogni G, et al. Growth patterns in children with spinal muscular atrophy. Orphanet J Rare Dis. 2021;16:375. doi:10.1186/s13023-021-02015-9.

83. Bertoli S, Amicis R de, Mastella C, Pieri G, Giaquinto E, Battezzati A, et al. Spinal Muscular Atrophy, types I and II: What are the differences in body composition and resting energy expenditure? Clin Nutr. 2017;36:1674–80. doi:10.1016/j.clnu.2016.10.020.

84. Gombash SE, Cowley CJ, Fitzgerald JA, Iyer CC, Fried D, McGovern VL, et al. SMN deficiency disrupts gastrointestinal and enteric nervous system function in mice. Hum Mol Genet. 2015;24:5665. doi:10.1093/hmg/ddv292.

85. Durkin ET, Schroth MK, Helin M, Shaaban AF. Early laparoscopic fundoplication and gastrostomy in infants with spinal muscular atrophy type I. J Pediatr Surg. 2008;43:2031–7. doi:10.1016/j.jpedsurg.2008.05.035.

86. Djordjevic SA, Milic-Rasic V, Brankovic V, Kosac A, Dejanovic-Djordjevic I, Markovic-Denic L, et al. Glucose and lipid metabolism disorders in children and adolescents with spinal muscular atrophy types 2 and 3. Neuro-

muscul Disord. 2021;31:291–9. doi:10.1016/j.nmd.2021.02.002.

87. Aton J, Davis RH, Jordan KC, Scott CB, Swoboda KJ. Vitamin D intake is inadequate in spinal muscular atrophy type I cohort: correlations with bone health. J Child Neurol. 2014;29:374–80. doi:10.1177/0883073812471857.

88. Vai S, Bianchi ML, Moroni I, Mastella C, Broggi F, Morandi L, et al. Bone and Spinal Muscular Atrophy. Bone. 2015;79:116–20. doi:10.1016/j.bone.2015.05.039.

89. Roper H, Quinlivan R. Implementation of "the consensus statement for the standard of care in spinal muscular atrophy" when applied to infants with severe type 1 SMA in the UK. Arch Dis Child. 2010;95:845–9. doi:10.1136/adc.2009.166512.

90. Kouwenhoven J-WM, van Ommeren PM, Pruijs HEJ, Castelein RM. Spinal decompensation in neuromuscular disease. Spine (Phila Pa 1976). 2006;31:E188-91. doi:10.1097/01.brs.0000208131.42824.c3.

91. Sucato DJ. Spine deformity in spinal muscular atrophy. J Bone Joint Surg Am. 2007;89 Suppl 1:148–54. doi:10.2106/JBJS.F.00293.

92. Fujak A, Raab W, Schuh A, Richter S, Forst R, Forst J. Natural course of scoliosis in proximal spinal muscular atrophy type II and IIIa: descriptive clinical study with retrospective data collection of 126 patients. BMC Musculoskelet Disord. 2013;14:283. doi:10.1186/1471-2474-14-283.

93. Redding GJ. Primary thoraco-spinal disorders of childhood. Paediatr Respir Rev. 2015;16:25–9. doi:10.1016/j.prrv.2014.10.010.

94. Campbell RM, Smith MD, Mayes TC, Mangos JA, Willey-Courand DB, Kose N, et al. The characteristics of thoracic insufficiency syndrome associated with fused ribs and congenital scoliosis. J Bone Joint Surg Am. 2003;85:399–408. doi:10.2106/00004623-200303000-00001.

95. Evans GA, Drennan JC, Russman BS. Functional classification and orthopaedic management of spinal muscular atrophy. J Bone Joint Surg Br. 1981;63B:516–22. doi:10.1302/0301-620X.63B4.7298675.

96. Al Amrani F, Amin R, Chiang J, Xiao L, Boyd J, Law E, et al. Scoliosis in Spinal Muscular Atrophy Type 1 in the Nusinersen Era. Neurol Clin Pract. 2022;12:279–87. doi:10.1212/CPJ.0000000000001179.

97. Canavese F, Rousset M, Le Gledic B, Samba A, Dimeglio A. Surgical advances in the treatment of neuromuscular scoliosis. World J Orthop. 2014;5:124–33. doi:10.5312/wjo.v5.i2.124.

98. Bono R, Inverno M, Botteon G, Iotti E, Estienne M, Berardinelli A, et al. Prospective study of gross motor development in children with SMA type II. Ital J Neurol Sci. 1995;16:223–30. doi:10.1007/BF02282993.

99. Carstens C. Die neuromuskuläre Skoliose. Orthopäde. 1999;28:622–33. doi:10.1007/PL00003651.

100. Putzier M, Groß C, Zahn RK, Pumberger M, Strube P. Besonderheiten neuromuskulärer Skoliosen. Orthopäde. 2016;45:500–8. doi:10.1007/s00132-016-3272-7.

101. Hensel N, Brickwedde H, Tsaknakis K, Grages A, Braunschweig L, Lüders KA, et al. Altered bone development with impaired cartilage formation precedes neuromuscular symptoms in spinal muscular atrophy. Hum Mol Genet. 2020;29:2662–73. doi:10.1093/hmg/ddaa145.

102. Cunha MC, Oliveira AS, Labronici RH, Gabbai AA. Spinal muscular atrophy type II (intermediary) and III (Kugelberg-Welander). Evolution of 50 patients with physiotherapy and hydrotherapy in a swimming pool. Arq Neuropsiquiatr. 1996;54:402–6. doi:10.1590/s0004-282x1996000300007.

103. Lewelt A, Krosschell KJ, Stoddard GJ, Weng C, Xue M, Marcus RL, et al. Resistance strength training exercise in children with spinal muscular atrophy. Muscle Nerve. 2015;52:559–67. doi:10.1002/mus.24568.

104. Mercuri E, Finkel R, Montes J, Mazzone ES, Sormani MP, Main M, et al. Patterns of disease progression in type 2 and 3 SMA: Implications for clinical trials. Neuromuscul Disord. 2016;26:126–31. doi:10.1016/j.nmd.2015.10.006.

105. Tangsrud SE, Carlsen KC, Lund-Petersen I, Carlsen KH. Lung function measurements in young children with spinal muscle atrophy; a cross sectional survey on the effect of position and bracing. Arch Dis Child. 2001;84:521–4. doi:10.1136/adc.84.6.521.

106. Aprin H, Bowen JR, MacEwen GD, Hall JE. Spine fusion in patients with spinal muscular atrophy. J Bone Joint Surg Am. 1982;64:1179–87.

107. Granata C, Merlini L, Magni E, Marini ML, Stagni SB. Spinal muscular atrophy: natural history and orthopaedic treatment of scoliosis. Spine (Phila Pa 1976). 1989;14:760–2. doi:10.1097/00007632-198907000-00019.

108. Merlini L, Granata C, Bonfiglioli S, Marini ML, Cervellati S, Savini R. Scoliosis in spinal muscular atrophy: natural history and management. Dev Med Child Neurol. 1989;31:501–8. doi:10.1111/j.1469-8749.1989.tb04029.x.

109. Haaker G, Fujak A. Proximal spinal muscular atrophy: current orthopedic perspective. Appl Clin Genet. 2013;6:113–20. doi:10.2147/TACG.S53615.

110. Brooks JT, Sponseller PD. What's New in the Management of Neuromuscular Scoliosis. J Pediatr Orthop. 2016;36:627–33. doi:10.1097/BPO.0000000000000497.

111. Hell AK, Braunschweig L, Tsaknakis K, Deimling U von, Lüders KA, Hecker M, Lorenz HM. Children With Spinal Muscular Atrophy With Prior Growth-Friendly Spinal Implants Have Better Results After Definite Spinal Fusion in Comparison to Untreated Patients. Neurosurgery. 2020;87:910–7. doi:10.1093/neuros/nyaa053.

112. Lippross S, Grages A, Lueders KA, Braunschweig L, Austein F, Tsaknakis K, et al. Vertebral body changes after continuous spinal distraction in scoliotic children. Eur Spine J. 2021;30:1928–34. doi:10.1007/s00586-021-06775-7.

113. Hell AK, Grages A, Braunschweig L, Lueders KA, Austein F, Lorenz HM, et al. Children with Spinal Muscular Atrophy Have Reduced Vertebral Body Height and Depth and Pedicle Size in Comparison to Age-Matched Healthy Controls. World Neurosurg. 2022;165:e352-e356. doi:10.1016/j.wneu.2022.06.054.

114. Lorenz HM, Kühnle I, Edler J, Hobbiebrunken E, Wilichowski E, Tsaknakis K, et al. Intrathekale Nursinersen-Therapie bei Kindern mit Spinaler Muskelatrophie und Wirbelsäulendeformitäten. Klin Padiatr. 2018;230: 231–3. doi:10.1055/s-0044-100621.

115. Carson VJ, Young M, Brigatti KW, Robinson DL, Reed RM, Sohn J, et al. Nusinersen by subcutaneous intrathecal catheter for symptomatic spinal muscular atrophy patients with complex spine anatomy. Muscle Nerve. 2022;65:51–9. doi:10.1002/mus.27425.

116. Cahill PJ, Marvil S, Cuddihy L, Schutt C, Idema J, Clements DH, et al. Autofusion in the immature spine treated with growing rods. Spine (Phila Pa 1976). 2010; 35:E1199-203. doi:10.1097/BRS.0b013e3181e21b50.

117. Campbell RM, Smith MD, Hell-Vocke AK. Expansion thoracoplasty: the surgical technique of opening-wedge thoracostomy. Surgical technique. J Bone Joint Surg Am. 2004;86-A Suppl 1:51–64.

118. Hell AK, Hefti F, Campbell RM. Behandlung der kongenitalen Skoliose mit dem Vertical-expandable-prosthetic-titanium-rib-Implantat. Orthopade. 2004; 33:911–8. doi:10.1007/s00132-004-0694-4.

119. Loepke AW, Soriano SG. An assessment of the effects of general anesthetics on developing brain structure and neurocognitive function. Anesth Analg. 2008;106: 1681–707. doi:10.1213/ane.0b013e318167ad77.

120. McCann ME, Soriano SG. General anesthetics in pediatric anesthesia: influences on the developing brain. Curr Drug Targets. 2012;13:944–51. doi:10.2174/ 138945012800675768.

121. Lee JH, Zhang J, Wei L, Yu SP. Neurodevelopmental implications of the general anesthesia in neonate and infants. Exp Neurol. 2015;272:50–60. doi:10.1016/j.expneurol.2015.03.028.

122. Bess S, Akbarnia BA, Thompson GH, Sponseller PD, Shah SA, El Sebaie H, et al. Complications of growing-rod treatment for early-onset scoliosis: analysis of one hundred and forty patients. J Bone Joint Surg Am. 2010;92:2533–43. doi:10.2106/JBJS.I.01471.

123. Sankar WN, Acevedo DC, Skaggs DL. Comparison of complications among growing spinal implants. Spine (Phila Pa 1976). 2010;35:2091–6. doi:10.1097/BRS.0b013e3181c6edd7.

124. Smith JT, Johnston C, Skaggs D, Flynn J, Vitale M. A New Classification System to Report Complications in Growing Spine Surgery: A Multicenter Consensus Study. J Pediatr Orthop. 2015;35:798–803. doi:10.1097/BPO.0000000000000386.

125. Plaass C, Hasler CC, Heininger U, Studer D. Bacterial colonization of VEPTR implants under repeated expansions in children with severe early onset spinal deformities. Eur Spine J. 2016;25:549–56. doi:10.1007/ s00586-015-4003-1.

126. Wagner L, Braunschweig L, Eiffert H, Tsaknakis K, Kamin D, D'Este E, et al. Detection of Bacteria Colonizing Titanium Spinal Implants in Children. Surg Infect (Larchmt). 2018;19:71–7. doi:10.1089/sur.2017.185.

127. Lorenz HM, Braunschweig L, Badwan B, Groenefeld K, Hecker MM, Tsaknakis K, et al. High Correlation Between Achieved and Expected Distraction Using Magnetically Controlled Growth Rods (MCGR) With Rib to Pelvis Fixation in Pediatric Spine Deformity. J Pediatr Orthop. 2019;39:e334-e338. doi:10.1097/BPO.0000000000001303.

128. Cheung KM-C, Cheung JP-Y, Samartzis D, Mak K-C, Wong Y-W, Cheung W-Y, et al. Magnetically controlled growing rods for severe spinal curvature in young children: a prospective case series. Lancet. 2012;379: 1967–74. doi:10.1016/S0140-6736(12)60112-3.

129. Akbarnia BA, Cheung K, Noordeen H, Elsebaie H, Yazici M, Dannawi Z, Kabirian N. Next generation of growth-sparing techniques: preliminary clinical results of a magnetically controlled growing rod in 14 patients with early-onset scoliosis. Spine (Phila Pa 1976). 2013; 38:665–70. doi:10.1097/BRS.0b013e3182773560.

130. Hell AK, Groenefeld K, Tsaknakis K, Braunschweig L, Lorenz HM. Combining Bilateral Magnetically Controlled Implants Inserted Parallel to the Spine With Rib to Pelvis Fixation: Surgical Technique and Early Results. Clin Spine Surg. 2018;31:239–46. doi:10.1097/BSD.0000000000000614.

131. Lorenz HM, Badwan B, Hecker MM, Tsaknakis K, Groenefeld K, Braunschweig L, Hell AK. Magnetically Controlled Devices Parallel to the Spine in Children with Spinal Muscular Atrophy. JB JS Open Access. 2017;2: e0036. doi:10.2106/JBJS.OA.17.00036.

132. Lorenz HM, Hecker MM, Braunschweig L, Badwan B, Tsaknakis K, Hell AK. Continuous lengthening potential after four years of magnetically controlled spinal deformity correction in children with spinal muscular atrophy. Sci Rep. 2020;10:22420. doi:10.1038/s41598-020-79821-x.

133. Fujak A, Kopschina C, Gras F, Forst R, Forst J. Contractures of the lower extremities in spinal muscular atrophy type II. Descriptive clinical study with retrospective data collection. Ortop Traumatol Rehabil. 2011; 13:27–36.

134. Vry J, Schubert IJ, Semler O, Haug V, Schönau E, Kirschner J. Whole-body vibration training in children with Duchenne muscular dystrophy and spinal muscular atrophy. Eur J Paediatr Neurol. 2014;18:140–9. doi:10.1016/j.ejpn.2013.09.005.

135. Zenios M, Sampath J, Cole C, Khan T, Galasko CSB. Operative treatment for hip subluxation in spinal muscular atrophy. J Bone Joint Surg Br. 2005;87:1541–4.

136. Sporer SM, Smith BG. Hip dislocation in patients with spinal muscular atrophy. J Pediatr Orthop. 2003; 23:10–4.

137. Singh NN, Howell MD, Androphy EJ, Singh RN. How the discovery of ISS-N1 led to the first medical therapy for spinal muscular atrophy. Gene Ther. 2017;24: 520–6. doi:10.1038/gt.2017.34.

138. Hua Y, Vickers TA, Okunola HL, Bennett CF, Krainer AR. Antisense masking of an hnRNP A1/A2 intronic splicing silencer corrects SMN2 splicing in transgenic mice. Am J Hum Genet. 2008;82:834–48. doi:10.1016/j.ajhg.2008.01.014.

139. Luu KT, Norris DA, Gunawan R, Henry S, Geary R, Wang Y. Population Pharmacokinetics of Nusinersen in the Cerebral Spinal Fluid and Plasma of Pediatric Patients With Spinal Muscular Atrophy Following Intrathecal Administrations. J Clin Pharmacol. 2017;57: 1031–41. doi:10.1002/jcph.884.

140. Mercuri E, Darras BT, Chiriboga CA, Day JW, Campbell C, Connolly AM, et al. Nusinersen versus Sham Control in Later-Onset Spinal Muscular Atrophy. N Engl J Med. 2018;378:625–35. doi:10.1056/NEJMoa1710504.

141. Hagenacker T, Wurster CD, Günther R, Schreiber-Katz O, Osmanovic A, Petri S, et al. Nusinersen in adults with 5q spinal muscular atrophy: a non-interventional, multicentre, observational cohort study. Lancet Neurol. 2020;19:317–25. doi:10.1016/S1474-4422(20)30037-5.

142. Pechmann A, Behrens M, Dörnbrack K, Tassoni A, Wenzel F, Stein S, et al. Improved upper limb function in non-ambulant children with SMA type 2 and 3 during nusinersen treatment: a prospective 3-years SMArtCARE registry study. Orphanet J Rare Dis. 2022;17:384. doi:10.1186/s13023-022-02547-8.

143. Pechmann A, Behrens M, Dörnbrack K, Tassoni A, Wenzel F, Stein S, et al. Improvements in Walking Distance during Nusinersen Treatment - A Prospective 3-year SMArtCARE Registry Study. J Neuromuscul Dis. 2023;10:29–40. doi:10.3233/JND-221600.

144. Biogen GmbH. Rote Hand Brief: Spinraza® (Nusinersen): Berichte über das Auftreten eines kommunizierenden Hydrozephalus, der nicht mit einer Meningitis oder Blutung in Verbindung steht; 30.07.2018.

145. Sivaramakrishnan M, McCarthy KD, Campagne S, Huber S, Meier S, Augustin A, et al. Binding to SMN2 pre-mRNA-protein complex elicits specificity for small molecule splicing modifiers. Nat Commun. 2017;8:1476. doi:10.1038/s41467-017-01559-4.

146. Ratni H, Ebeling M, Baird J, Bendels S, Bylund J, Chen KS, et al. Discovery of Risdiplam, a Selective Survival of Motor Neuron-2 (SMN2) Gene Splicing Modifier for the Treatment of Spinal Muscular Atrophy (SMA). J Med Chem. 2018;61:6501–17. doi:10.1021/acs.jmedchem.8b00741.

147. Mercuri E, Deconinck N, Mazzone ES, Nascimento A, Oskoui M, Saito K, et al. Safety and efficacy of once-daily risdiplam in type 2 and non-ambulant type 3 spinal muscular atrophy (SUNFISH part 2): a phase 3, double-blind, randomised, placebo-controlled trial. Lancet Neurol. 2022;21:42–52. doi:10.1016/S1474-4422(21)00367-7.

148. Darras BT, Masson R, Mazurkiewicz-Be³dziñska M, Rose K, Xiong H, Zanoteli E, et al. Risdiplam-Treated Infants with Type 1 Spinal Muscular Atrophy versus Historical Controls. N Engl J Med. 2021;385:427–35. doi:10.1056/NEJMoa2102047.

149. Baranello G, Darras BT, Day JW, Deconinck N, Klein A, Masson R, et al. Risdiplam in Type 1 Spinal Muscular Atrophy. N Engl J Med. 2021;384:915–23. doi:10.1056/NEJMoa2009965.

150. Sergott RC, Amorelli GM, Baranello G, Barreau E, Beres S, Kane S, et al. Risdiplam treatment has not led to retinal toxicity in patients with spinal muscular atrophy. Ann Clin Transl Neurol. 2021;8:54–65. doi:10.1002/acn3.51239.

151. Hahn A, Günther R, Ludolph A, Schwartz O, Trollmann R, Weydt P, et al. Short-term safety results from compassionate use of risdiplam in patients with spinal muscular atrophy in Germany. Orphanet J Rare Dis. 2022;17:276. doi:10.1186/s13023-022-02420-8.

152. Al-Zaidy SA, Kolb SJ, Lowes L, Alfano LN, Shell R, Church KR, et al. AVXS-101 (Onasemnogene Abeparvovec) for SMA1: Comparative Study with a Prospective Natural History Cohort. J Neuromuscul Dis. 2019;6: 307–17. doi:10.3233/JND-190403.

153. Mendell JR, Al-Zaidy SA, Rodino-Klapac LR, Goodspeed K, Gray SJ, Kay CN, et al. Current Clinical Applica-

tions of In Vivo Gene Therapy with AAVs. Mol Ther. 2021;29:464–88. doi:10.1016/j.ymthe.2020.12.007.

154. Strauss KA, Farrar MA, Muntoni F, Saito K, Mendell JR, Servais L, et al. Onasemnogene abeparvovec for presymptomatic infants with two copies of SMN2 at risk for spinal muscular atrophy type 1: the Phase III SPR1NT trial. Nat Med. 2022;28:1381–9. doi:10.1038/s41591-022-01866-4.

155. Strauss KA, Farrar MA, Muntoni F, Saito K, Mendell JR, Servais L, et al. Onasemnogene abeparvovec for presymptomatic infants with three copies of SMN2 at risk for spinal muscular atrophy: the Phase III SPR1NT trial. Nat Med. 2022;28:1390–7. doi:10.1038/s41591-022-01867-3.

156. Mercuri E, Muntoni F, Baranello G, Masson R, Boespflug-Tanguy O, Bruno C, et al. Onasemnogene abeparvovec gene therapy for symptomatic infantile-onset spinal muscular atrophy type 1 (STR1VE-EU): an open-label, single-arm, multicentre, phase 3 trial. Lancet Neurol. 2021;20:832–41. doi:10.1016/S1474-4422(21)0025 1-9.

157. Weiß C, Ziegler A, Becker L-L, Johannsen J, Brennenstuhl H, Schreiber G, et al. Gene replacement therapy with onasemnogene abeparvovec in children with spinal muscular atrophy aged 24 months or younger and bodyweight up to 15 kg: an observational cohort study. Lancet Child Adolesc Health. 2022;6:17–27. doi:10.1016/S2352-4642(21)00287-X.

158. Day JW, Mendell JR, Mercuri E, Finkel RS, Strauss KA, Kleyn A, et al. Clinical Trial and Postmarketing Safety of Onasemnogene Abeparvovec Therapy. Drug Saf. 2021;44:1109–19. doi:10.1007/s40264-021-01107-6.

159. Witte D, Hartmann H, Drube J, Haffner D, Illsinger S. Thrombotische Mikroangiopathie (TMA) nach Genersatztherapie (GRT) bei spinaler Muskelatrophie: Ein Fallbericht und Therapieoption. Klin Padiatr. 2022; 234:42–7. doi:10.1055/a-1538-4936.

160. Tukov FF, Mansfield K, Milton M, Meseck E, Penraat K, Chand D, Hartmann A. Single-Dose Intrathecal Dorsal Root Ganglia Toxicity of Onasemnogene Abeparvovec in Cynomolgus Monkeys. Hum Gene Ther. 2022; 33:740–56. doi:10.1089/hum.2021.255.

161. Kirschner J, Butoianu N, Goemans N, Haberlova J, Kostera-Pruszczyk A, Mercuri E, et al. European ad-hoc consensus statement on gene replacement therapy for spinal muscular atrophy. Eur J Paediatr Neurol. 2020; 28:38–43. doi:10.1016/j.ejpn.2020.07.001.

162. Ziegler A, Wilichowski E, Schara U, Hahn A, Müller-Felber W, Johannsen J, et al. Handlungsempfehlungen zur Gentherapie der spinalen Muskelatrophie mit Onasemnogene Abeparvovec – AVXS-101 : Konsensuspapier der deutschen Vertretung der Gesellschaft für Neuropädiatrie (GNP) und der deutschen Behandlungszentren unter Mitwirkung des Medizinisch-Wissenschaftlichen Beirates der Deutschen Gesellschaft für Muskelkranke (DGM) e. V. Nervenarzt. 2020;91: 518–29. doi:10.1007/s00115-020-00919-8.

163. Chiriboga CA, Bruno C, Duong T, Fischer D, Mercuri E, Kirschner J, et al; JEWELFISH Study Group. Risdiplam in Patients Previously Treated with Other Therapies for Spinal Muscular Atrophy: An Interim Analysis from the JEWELFISH Study. Neurol Ther. 2023; 12:543–57. doi:10.1007/s40120-023-00444-1.

164. Novartis. Rote Hand Brief: Zolgensma® (Onasemnogen-Abeparvovec) - Tödliche Fälle von akutem Leberversagen; 16.02.2023

Index